U0219902

版权声明

Copyright © 2015 to Gillian Isaacs Russell

Gillian Isaacs Russell asserts the moral right to be identified as the author of this work.

First published 2015 by Karnac Books.

Published 2019 by Routledge.

Authorized translation from English language edition published by Routledge, an imprint of Taylor & Francis Group.

All Rights Reserved.

Copies of this book sold without a Taylor & Francis sticker on the cover are unauthorized and illegal.

本书原版由Taylor & Francis出版集团旗下Routledge出版公司出版，并经其授权翻译出版。版权所有，侵权必究。

本书封面贴有Taylor & Francis公司防伪标签，无标签者不得销售。

保留所有权利。非经中国轻工业出版社"万千心理"书面授权，任何人不得以任何方式（包括但不限于电子、机械、手工或其他尚未被发明或应用的技术手段）复印、拍照、扫描、录音、朗读、存储、发表本书中任何部分或本书全部内容。中国轻工业出版社"万千心理"未授权任何机构提供源自本书内容的电子文件阅览、收听或下载服务。如有此类非法行为，查实必究。

Screen Relations

The Limits of Computer-Mediated Psychoanalysis and Psychotherapy

网络上的咨访关系

对远程精神分析和心理治疗的探索

〔美〕Gillian Isaacs Russell 著

巴 彤 谢冬梅 译

马丽平 谢冬梅 审校

中国轻工业出版社

图书在版编目（CIP）数据

网络上的咨访关系：对远程精神分析和心理治疗的探索／（美）吉莉恩·艾萨克斯·拉塞尔（Gillian Isaacs Russell）著；巴彤，谢冬梅译. —北京：中国轻工业出版社，2021.3（2022.10重印）

ISBN 978-7-5184-3201-1

Ⅰ.①互… Ⅱ.①吉… ②巴… ③谢… Ⅲ.①互联网络－应用－精神疗法－研究 Ⅳ.①R749.055-39

中国版本图书馆CIP数据核字（2020）第183480号

总 策 划：石　铁
策划编辑：阎　兰　　　　　责任终审：腾炎福
责任编辑：孙蔚雯　　　　　责任监印：刘志颖

出版发行：中国轻工业出版社（北京东长安街6号，邮编：100740）
印　　刷：三河市鑫金马印装有限公司
经　　销：各地新华书店
版　　次：2022年10月第1版第3次印刷
开　　本：710×1000　1/16　印张：17.00
字　　数：178千字
书　　号：ISBN 978-7-5184-3201-1　定价：68.00元
读者热线：010-65181109，65262933
发行电话：010-85119832　传真：010-85113293
网　　址：http://www.chlip.com.cn　http://www.wqedu.com
电子信箱：1012305542@qq.com
如发现图书残缺请与我社联系调换
190276Y2X101ZYW

献给挚爱的 Richard

译者序

我们很高兴《网络上的咨访关系：对远程精神分析和心理治疗的探索》（*Screen Relations: The Limits of Computer-Mediated Psychoanalysis and Psychotherapy*）终于和中国读者见面了。在启动本书的翻译时，我们还只是想着，可以给中国已经使用技术媒介从事远程咨询的同行，或者正在考虑开始做远程咨询的同行，提供一些新的或更为具体的理解和思考远程工作的视角。万万没有想到，新冠病毒的肆虐，让中国的同行，继而是全世界的同行，都突然不得不将专业工作转移到线上进行。这是一个划时代的全球变化，似乎每一个专业工作者在别无选择的情况下，都或长或短地亲身经历了从事远程咨询和治疗的过程。这让本书的中文版读者群体也一下子扩展到更大的范围，甚至涵盖一些接受心理帮助的来访者。我们希望，作者早在10年前就开始的研究和呈现在这本书中的研究发现，能够帮助到今天的我们，以更丰富的角度思考自己在当下的微观和宏观背景中的远程工作，并重新理解面对面的咨询。

有些同行朋友得知我们在翻译一本研究远程咨询的书之后，常常迫不及待地提出的第一个问题就是：作者到底是赞成还是反对远程咨询？这个问题让我们作为译者，想就我们的了解写一些心得，分享出来，以便大家更好地阅读和使用这本书。

本书作者吉莉恩·艾萨克斯·拉塞尔（Gillian Isaacs Russell）博士在10年前开启了对远程咨询和治疗的研究和调查。她是抱着一种开放的态度开始这项工作的，并没有预先设定可能得到的结果。她从自己开始涉足使用技术媒介的远程专业工作的体验出发，调查业界同行在远程工作中的实际经历，并层层推进到学习借鉴跨学科领域的研究，进而重新观察并理解远程和面对面工作的差异。在整个研究发现的过程中，作者并没有得出一个简单明了的"赞成"或"反对"的结论。因此，如果你也抱有同样的问题，想要得出是非对错的结论，也许会感到一些遗憾。但是，如果你能把这个问题暂时搁置或者细化为其他问题，那么随着阅读的推进，你会有其他的收获。这个过程会开启更多的维度，帮助我们思考并且整理我们对远程工作的体验——无论这是你自主选择的工作方式，还是疫情下的被迫选择。对此，我们中的巴彤深有体会。她正好也是在10年前开始接受拉塞尔博士的远程个体督导的。10年来，每周一次的督导工作也让她如此近距离地见证了拉塞尔博士开放的态度是如何贯穿整个调查、研究和写作过程的。在把这本书介绍给中国读者时，我们最大的愿望是在远程咨询和治疗的领域，同样推进这种开放而不加评判的态度，以便我们共同观察、思考和研究：这个领域到底在发生什么？在中国的远程工作到底在发生什么？我们自己身上在发生什么？与我一起工作的来访者在经历和体验什么？在我们的治疗关系里面，有什么事情在发生？作者对远程工作追问了无数问题，做了大量调查研究，成就了这本著作。它也是一个很好的媒介，让我们通过阅读的过程，开放自己的态度，开启自己询问和探索的历程。而开放和不加评判的态度又恰恰是精神分析性心理助人工作的精髓。

作者以描述"西方的前沿领域"作为本书的开篇。与此相对应，在了解西方的同时，我们当然有自己东方的视角、中国的视角，甚至是中国大城市以及中小城市不同情境中的视角。中国互联网技术的普及性以及应用的广泛性似乎给我们带来了不少优势。但同时，我们也要思考，远程心理治疗和咨询在中国的蓬勃发展趋势中有一个不容回避的现实：中国在远程治疗和咨询这个"新领域"中似乎先行了一步，但是技术的领先和应用并不简单等同于行业的成熟和发达。在心理服务领域，我们仍然是一个发展中国家。而且正是因为我们缺乏足够的、成熟的专业资源，使我们的心理治疗和咨询的培训及服务出于实际情况的限制，不得不通过远程的方式进行，而远程的探索也让我们相比其他国家和地区的同行更早地面对了这个新领域的新情况。

值得欣慰的是，2018年中国心理学会临床与咨询专业委员会推出了《中国心理学会临床与咨询心理学工作伦理守则》（以下简称《伦理守则》）第二版，增加了"远程专业工作（网络/电话咨询）"的内容。本书作者拉塞尔博士得知这一消息，非常认真、仔细地让巴彤把这一章节的内容逐字逐句翻译给她听。了解了《伦理守则》这个部分的各项内容，她对中国同行直面现实的勇气和坦诚竖起了大拇指。拉塞尔博士感慨，据她了解，中国是全世界第一个将远程工作写入伦理守则的国家。中国的这个《伦理守则》明确指出："心理师有责任告知寻求专业服务者远程专业工作的局限性，使其了解远程专业工作与面对面专业工作的差异。寻求专业服务者有权选择是否在接受专业服务时使用网络/电话咨询。远程工作的心理师有责任考虑相关议题，并遵守相应的伦理规范。"

这一版的《伦理守则》最让拉塞尔博士感慨和钦佩的是，它清晰地指出了远程专业工作有其局限性，心理咨询师有责任告知寻求服务的来访者，以便给予对方知情后的选择权。这就涉及我们如何理解局限性。有些人可能会把局限性理解为失去自由和许可，由此推测作者是不是反对远程工作。而实际上，如果没有弄清限制，也无法有真正的自由。就像身处暗黑的空间时，如果可以有一盏灯、一些光亮，让我们看清楚四周的边界、物体的轮廓，我们就可以知道怎样活动是安全的、有效的，从而可以在限制之内更加自由地选择和活动。作者在研究和探索远程工作的过程中，一直试图弄清远程工作有哪些局限性。她相信，只有承认并且弄清远程沟通具体的局限，我们才可以更有效而且更有针对性地使用技术媒介，从容地开展远程心理咨询和心理治疗工作。这个过程类似我们作为人的发展过程，从小到大，我们只有逐渐放弃无所不能、无所不知的错觉，经历丧失和哀悼的过程，接受自己作为人的局限性，才能真正达到心理的成熟。而在远程工作的认识和理解方面，我们可能也要大体经历这样一个发展过程——远程工作不是无所不能的，我们不是无所不知的，对局限性知情之后做出选择，这样才能到达自由而有效使用远程技术媒介的境界。

我们有幸拥有中国的《伦理守则》给远程咨询指出的整体方向和行为指南。翻译本书的过程让我们认识到，它可以为中国的同行补充更具体的理解和操作。我们相信，当你跟随作者一起探索并读完此书时，你再向寻求远程服务的来访者告知远程服务是什么及其局限性，所告知的内容会更加翔实丰富，对来访者在远程咨询方面的反应及其个人体验之间的联系会有更具体的认识。

所以，如果你能把"这本书赞成还是反对远程咨询"之类迫不及待的问题暂时放下，跟着作者探索的脉络走一走，我们相信你会提出属于你的特定问题。或许在你今后的从业实践中，会有更多相关的问题出现，或许你也会得出不同于此时的属于你自己的"答案"。或者，更准确地说，它们已经不是一个个"答案"，而是经历了你内心不断地询问和应答，做出的各种适当的选择；是针对特定的来访者，在特定时期、特定情境下，经由和对方一起探讨远程咨询是什么，从而做出你自己的、你和来访者共同讨论后的选择。 这就是作者拉塞尔博士所期待的，"在充分知情后做出决定"。无论你是心理专业的从业人士，还是一个接受心理服务的来访者，也或许两个角色兼备——是一个正在接受个人心理治疗的心理咨询师，我们相信这本书都能或多或少地给你一些关于远程咨询与面对面咨询的新理解和新领悟。它也许像清心醒脑的轻风，也许像扫除困惑的如沐心田的春风，也许像震撼心灵的疾风。但是本书的目的就是期待我们在经历了对远程工作的内心动荡和思考之后，可以更多地"知情"，可以更多地根据意识化的"实情"做出基于具体情境的专业工作选择。

本书的英文版于2015年出版，之后，作者并没有停止这些开放性的探索，在远程心理治疗专业领域的发展和其他相关领域的发展中，她仍然仔细地观察和思考着，并且继续写作。在2020年初开始席卷全球的疫情中，作者拉塞尔博士参与了美国精神分析协会（American Psychoanalytic Association，APsaA）新冠疫情工作的顾问团队，她和另一位负责顾问团队的同行托德·埃西格（Todd Essig）一起，在之前联合写作的基础上，为该协会提供了在疫情期间供同行参考的"出行受限时期的远程会谈指南（Remote Session Guidelines for Periods of Restricted Travel）"。这是一个在本书的调查研究基础上发展出来的具体操作指南，其作用在于借由帮助来访者准备的空间设置，让咨询师可以非常具体地认识到远程工作的局限性，向来访者告知其局限性，并借此机会跟来访者讨论具体的局限有多大、局限在哪里以及和面谈的差异是什么。这有利于咨询师在远程工作中将一部分治疗设置"托付"给来访者时，不至于完全脱手。咨询师可以协助来访者打造这部分设置，并且朝着共同维护设置的方向努力。在本书中文版编辑和我们的提议下，拉塞尔博士和另一位作者托德·埃西格授权将该指南作为本书中文版的附录，提供给中国读者，供同行参考使用。在此，我们感谢作者们的慷慨相赠。

本书具体的翻译分工如下：谢冬梅翻译了第七至九章，其余章节由巴彤翻译，马丽平参与翻译了中文版序的一部分；马丽平、谢冬梅审校了全书。由于译者能力的局限，本书的翻译也难免疏漏之处，还望读者海涵。

巴彤　谢冬梅　马丽平

2020年10月

致中国读者

提笔为《网络上的咨访关系：对远程精神分析和心理治疗的探索》的中文译本作序，让我感到莫大的喜悦。因为中国正是十几年前我开始尝试进行远程工作的地方：以远程技术为媒介在中国进行教学、督导和临床治疗的工作，让我真正开始思考远程建立关系和进行沟通的体验。就像我在别处提及的那样，我跟其他从事同样工作的临床工作者一起参加了一个同辈顾问团体，我们本来希望探讨西方和中国之间的文化差异，而实际上，我们却更多是在讨论一个非常不同的沟通体验，那时我们称之为"Skype*"上的体验。我们懵懵懂懂地开始使用技术媒介做治疗，期待它跟我们在咨询室里具身的共同在场的体验一模一样。但使用技术媒介的体验让我开始产生疑惑，我的同行们也感到同样的疑惑。我们没有预料到这种方式给临床工作带来了根本性的挑战。所以，当我们从一腔热忱中冷静下来后，我开始提出问题。如果治疗双方的身体没有共同在场，那种高效的治疗性过程可能发生吗？当我们把治疗关系缩减到一块屏幕所限定的二维空间里，会发生什么？为了得到想要的答案，我仔细调查了在技术媒介上的沟通，以及它们如何影响我们的关系和改变我们的从业实践。实际情况是，在精神分析及心理治疗与技术媒介之间，此前几乎没有相关的研究工作。我必须跨远一步，去探讨神经科学、虚拟现实、人机互动和沟通理论中出现的研究成果，它们为我的思考提供了更

---

*一款即时通讯的软件，是很受欢迎的网络沟通方式之一；本书提及的还有ooVoo、FaceTime等类似的沟通软件。——译者注

多信息。针对通过技术媒介的沟通体验，我对临床工作者和病人做了几百例的民族志研究方法的访谈。我并没有既定的计划，也没有特定的期待。在一开始，我对能够发现什么证据没有任何预期。我发现，如果一个人要有效地使用技术媒介进行沟通，最关键的是要意识到双方同处一室的具身的沟通跟使用媒介的沟通之间存在什么不同。自本书英文版于2015年出版之后，又出现了更多更深层次的相关研究。例如，一个最新的研究表明，现实世界中那些有可能与身体产生互动的可触摸的物体，与二维或三维的形象相比，之所以能对注意力、记忆力和神经反应产生更强大的影响，就是因为他们可以让身体产生行动*。即使提高视觉刺激的丰富性（比如在三维视觉条件下），结果也不会有什么差异：对视觉形象的反应仍然比对真实世界中的物体的反应弱。此外，当把真实的物体放在一个透明的障碍物后面不让手去触摸时，这种反应的强度也会变弱（跟对二维形象的反应等同）（Gomez, Skiba, & Snow, 2018）。看来，一个无法和身体互动的视觉形象，与一个和身体同在一个环境中、能和身体互动的真实物体，对行为和注意力的影响很不同。

在一个有关慢性疼痛的面对面治疗和远程网络治疗的对照研究中，两组病人都认为他们的治疗方式是可信的和令人满意的。然而，在干预结束时以及在治疗结束后的12个月里，相比远程治疗的参与者，面对面治疗的参与者的疼痛强度明显更低，抑郁、焦虑和压力水平降低，同时，情绪调节功能、觉察力和生活质量都得到提升。虽然两个组对治疗体验的感受是相同的，但是实证表明，面对面治疗更有效（Chavooshi, Mohammadkhani, & Dolatshahi, 2016）。

在本书英文版出版以来的5年间，诸如Sherry Turkle、David Sax、Nicholas Carr和Michael Harris等一大批数字时代的学者撰写的书籍也出版了，他们讨论了技术的有所能和有所不能。他们提出了充分有力的证据来支持具身

---

* 比如伸手去触摸。——译者注

性的关系和双方共同在场时的交谈、沉默、独处、共情、沉浸式思考和注意力等。精神科的研究者 Alan Teo 发现，只有面对面的互动才能预防 50 岁以上的成年人患抑郁。心理学家 Jean Twenge 观察到，对于 2000 年之后出生的千禧一代，朋友之间在屏幕上互动的时间增加了，而面对面的时间在减少，这也正在导致抑郁患者增加。同时，治疗师似乎也在扩大通过模拟方式建立关系的从业实践，在这样的临床工作中，治疗双方没有身体的共同在场，也没有身处同一个环境。在诸如便利性、民主化、保持连续性和成本效益等名义下，似乎有一种要把身体从治疗性互动中去掉的驱动力。美国的在线治疗提供者，比如"谈话空间（Talkspace）"和"更佳帮助（Betterhelp）"这两家网络平台，承诺"方便、价格实惠、私密的在线咨询。随时随地进行。"他们声称："这里没有躺椅，没有纸巾，没有第一次约会见面那样的紧张。"一些美国精神分析的学会已经开始在线提供"完整的精神分析培训"，包括个人分析。起初，这只是提供给那些在其他遥远地区的候选人，现在也提供给身在美国的候选人了。这些支持使用技术媒介进行治疗的人认为，有相当高比例的病人对他们的体验感到满意。他们认为我们需要跟上未来的需求，避免被淘汰，并且跟上数字原住民的步伐，以他们感到舒适的方式工作。这其中到底发生了什么？要准备进入 Turkle 所谓的"机器人时刻（robotic moment）"了，我们情愿跟计算机程序、手机应用程序、机器人或者一方屏幕建立关系，而无视它们具有的局限。我们已经学会了简单接受模拟的关系——"就像……一样（as if）"的关系。我们已经从认为基于屏幕关系的治疗总比什么都没有好（例如，对那些确实没有其他选择的病人），上升到了它足够好（当病人或治疗师旅行时，用来保持连续性），进而用它来进行常规的关怀，且认为它在某种程度上比任何治疗都要好的地步。

2015 年，我所关注的是正在考虑进行远程治疗的临床工作者，我抱着一种比昂式的"无欲无忆（without memory or desire）"的态度，去了解跨学科的各种研究，以便在最充分的知情后对是否采用远程治疗做出决定，并且和病人对此进行充分交流。我怎么都想象不到，到了2020年3月，新冠疫情会突然间迫使我们都开始采用远程媒介治疗，把它变成了最安全的执业方式。我们不得不立即把治疗、督导和教学转移到线上。我们的决定跟个人的偏好以及政治没有任何关系。我们快速地让自己对远程治疗熟悉起来，用它来保持与对方的联结，因为它"总比什么都没有要好"。就这样，我们没有过渡、别无选择地转到远程治疗和远程培训上，这让我们很多人都毫无准备和感到脆弱。我立即产生了如何提供帮助的想法——如何利用我对远程治疗的经验，减缓同行在转变时期的压力。我非常感谢美国精神分析协会在此时紧急组织了新冠疫情顾问团队。这个团队针对疫情对我们工作的全方位影响都给予了紧急回应，从解决突然发生的远程治疗的转换，到说明这对病人和治疗师的影响，到帮助那些身处健康护理前线的工作人员，并在线回答公众有关在封城禁足时期的疾病和死亡对心理的影响的问题。我们组织了国际性的同辈顾问团体，开放给来自任何心理健康领域的执业者，只要自己认同自己属于精神分析治疗的这个社群就可以。在这些每周一次的小组中，我担任了其中一个小组的组长，为临床工作者提供了一个安全的（虚拟的）地方，当我们在疫情这片没有航海图的潮水中航行时，大家可以彼此分享和相互支持。

毫不意外，在这些小组中，有关丧失、恐惧和哀伤的议题浮现。视其所在的地域，很多同行正在不同程度上经历着因病毒而丧失家庭成员和朋友，或他们的病人。他们也正在应对日常作息、环境和生活的丧失，就像我们都知道的那样。我们所有人都面对着无助、丧失和死亡的威胁。

大家最关切一个的主要议题是在线工作有多么令人耗竭，甚至出现了一个专门的用语来描述它——"Zoom*疲劳症"。他们很疑惑，为什么在线上工作一天会这么累——这似乎违反了直觉：毕竟你并不用通勤，这是很方便

---

* Zoom是一款使用广泛的多人视频会议软件。在新冠疫情期间，很多专业人士使用这款软件跟病人工作。——译者注

的，很多人甚至不用换掉他们身上的健身服或睡衣。

我们谈论了技术媒介的种种具体局限带给我们的影响以及对此的感受，这些局限包括：连接被中断、像素化的屏幕（pixilated screen）、回声或声音断断续续。

现代的技术让我们把工作带回家中，带到我们的个人空间中，空间和时间的界限消融了。研究表明，作为封城禁足的结果，美国工作者平均每天工作的时间增加了3小时！在法国、西班牙和英国，工作日已经额外伸长了2小时（Davis & Green，2020）——"就是无处可逃。没有太多事可做，无处可去，人们觉得他们没有合适的理由说自己不在"。我们个人的时间放在线上了：被封城禁足的人们最初肾上腺素飙升时，会在Zoom上跟家人团聚，在Zoom上举办鸡尾酒会，在Zoom上聚餐。我们的工作时间放在线上了：我发现我自己会一周工作7天，包括临床工作和额外的美国精神分析协会新冠疫情支持小组的会议工作。几乎没有什么空间可以安静下来，独处一会儿，并且重新恢复精神。

当我们进行远程沟通时，无论使用的媒介是计算机还是电话，很多精细的非言语线索丧失，这意味着我们不得不为了全面理解沟通的内容而更加辛苦地工作。当我们在屏幕上面对面工作时，看到的是没有整个身体的面部，视觉上比见面时离得更近，也更加分神。这是二维的。在共同在场的环境中，即便病人在使用躺椅，其面部也没有全部在分析师的视线之内，但我们会感觉到整个身体的姿态，以及它传递的非言语信息。在会谈时段开始和结束的时候，我们能看到病人的脸。而在线的工作会让我们因另一个人的缺席而不时地感到孤独。

这说明了在场的丧失，这种核心的神经心理学现象来自生物体的一种能力，就是根据自己在外部世界里可以采取的行动来为自己定位。在场跟情感参与、专注以及沉浸式技术体验的程度并不是同一件事情。对于人类而言，这些行动尤其包括在共同外在环境中与另一个人互动（即便是潜在的）的能力，那种"亲吻和踢踹"的可能性。这种在场的感觉可以让神经系统识别出，这个人是在我的自我之外的环境中，并不仅仅是我内在世界的一个产物（即我是醒着的，不是在做梦）。

我们非常了解共同的身体在场对我们来说是多么重要，即使在保持社交距离的情况下。我的一个同事，是一个有小孩的母亲，在封城禁足时，卯足了劲儿工作了好几周，还要跟也困在家里工作的伴侣分担带孩子的任务。她要容纳孩子、伴侣、她"在屏幕上的"病人，当然还有她自己的恐惧。最终，在科罗拉多的一场春季暴风雪之后，当太阳升起而白雪开始消融的时候，她的家庭终于决定去户外走走。他们在朋友们的房子外面停下来，有些朋友冒险来到门廊处跟他们挥手致意。只有在这个时刻，当面见到她的朋友，看起来很近又那么远的时候，我的这位同事才终于哭了出来。当她徘徊在人行道上对朋友挥手，伴随着近距离所蕴含的能触碰对方的各种可能性的时候，她才意识到在屏幕上工作时失去的是什么。

当远程沟通"奏效"时，是因为我们有一种在场感的错觉——"远程在场"。但是错觉无法一直保持下去。当我们不得不收窄我们的注意焦点并且集中注意力时，我们会失去这种错觉。这就是我在书中写到的一位治疗师所描述的被"粘在屏幕上"的状态。为什么远程工作特别累人，这是其中的一个原因。远程工作时，驻留在那些均匀悬浮注意、沉思浮想的状态里会更加困难，那种状态需要你的注意力可以"进进出出"。有能力转向你内在的思考过程，并能重新联结那种潜在的相互间无间断的可靠的在场感，会促进沉思浮想。而借助技术媒介远程工作总是要伴随集中注意力的努力和焦虑，这让那种"进进出出"的状态不太可能总是发生。

远程工作的性质促进了一种被称为"持续性部分注意力（continuous partial attention）"的分神状态。在这种状态里，我们需要高度警觉，预期随时可能发生的与对方的联结，什么地方都要在线；当我们如此可及的时候，却又不在此时此地。分析师和病人都跟我提及，在远程会谈中，自己会好奇是否收到邮件了，实际上还悄悄查了一下，各种程序窗口都运行着，电话被调整为静音放在了桌子上，但是收到信息时还是可以瞥一眼。

研究发现，就连把电话或智能手机放在附近的桌子上——即使关了机或正面朝下放着——也可能降低同时在场的交流的品质，参与者之间的亲和力、信任和共情的水平都降低了，尤其是如果他们此前已经拥有过很亲近的关系（Misra，Cheng，Genevie，& Yuan，2014）。针对这种分散注意力的情况，我们有一套实用的措施可供采用。托德·埃西格和我设计了一套可以在开始远程工作之前提供给病人的指南（Issacs Russell & Essig，2019）。我们建议病人：除了用于远程呼叫的设备之外，把其他所有的设备都调为"免打扰模式"，包括智能手表、笔记本电脑以及其他电话。如果你使用智能手机或计算机做远程会谈，除了即将使用的程序，尽最大可能退出所有其他程序，并且关闭提醒功能。最好让你的手不被占用，可以使用耳机。如果你只使用手机上的音频交流，确保把手机屏幕朝下放置。如果只使用计算机上的音频，就把显示屏关闭或完全调成黑屏。

在通常情况下，我们很少让眼神长时间锁定在彼此的凝视上（尽管远程工作在这方面很不同寻常，而大部分技术媒介的性质决定了我们没有真正的目光对视）。在和别人相处时，我们习惯了管理个人的空间，并和他人保持一定的距离。想象一下，当我们进到一部特别拥挤的电梯里时，我们会多么自然地朝下看，或者把目光从其他乘客身上移开。斯坦福大学的一项研究表明，当人盯着巨大的虚拟的人的面部时，身体会退缩。盯着屏幕上硕大的脑袋，导致了一种某个人"猛地出现在你面前"的错觉，会激起我们的战斗或逃跑反应（Bailenson，2020）。所以，虽然使用屏幕会给你带来更多的面部表情和位置信息，却并不是我们在面对面和共同的环境中会自然看彼此的方式。

有时，在使用电话和仅仅使用音频的时候，尽管我们失去了一些视觉线索，反而让我们的目光可以更加自由地移动，就如同在共同的环境中的会面一样，而且可能比视频感觉更轻松。

但是电话和视频两者都改变着我们对他人的感知觉。在我们的沟通中，65%以上是非言语的，而且在我们借助技术媒介进行沟通的时候，很多非言语信息都丢失了。

在新冠疫情的同辈支持团体中，大家提到作为一个容纳彼此的物理空间的咨询室没有了。当病人和治疗师双方都在应对共同现实所带来的痛苦时，很难在会谈中提供容纳的功能。面对我们之前从未遇到过的不确定和未知，除了尝试保持和保留一个内在的分析性空间，以便在这个空间里思考之外，我们做不了其他事情。当我们自己感觉到不安全时，能做到这点也不是一件容易的事。

当我们和我们的病人必须身处两个环境时，沟通中额外的困难是缺乏连贯性和安全感。在我最初的研究访谈中，病人报告过他们会在任何地点做远程治疗：在床上、客厅、工作的办公室、居家的办公室、办公地点停车场的轿车里，一直到游泳池旁边的躺椅。有相当数量的病人是在床上做治疗的，盖着毛毯或被子之类的床品。这种情况或许在封城禁足的情况下更加显著，这时，病人别无选择，只能在家里工作。当人们跟一直都待在家里的室友或家人住在一个狭小的生活空间里时，要获得私密性是极其困难的。

我最初做这个研究的时候，跟我谈过话的所有分析师都提到过病人在保证谈话空间的连贯性和避免侵入方面的困难。这并不令人意外，因为在传统上，这些都是分析师要承担的责任，而且是治疗过程中的一个实实在在的组成部分。现在，它成了我们无法自主选择以提供给病人的东西了。从更广义的角度看，在疫情期间，不仅仅是病人将生命中缺乏安全感的创伤带到了工作中，病毒这个隐形的侵入者也带来了非常真实的共同的危险体验，它不受控制并且恐怖凶险，并且可能真实地存在于对方身上。在新冠疫情期间，治疗师也必须在各种不同的地点工作，包括居家的办公室、客厅和厨房，而不一定是他们的咨询室（除非咨询室跟家在一起），周围还常常有伴侣、孩子和各种宠物。一个同事跟我说："我的病人现在知道了，我有一只鹦鹉，这只鹦鹉会哼电影《星球大战》（*Star Wars*）的主旋律"。

我之前写过，"床不是躺椅，车不是咨询室"。但是我们现在别无选择。病人必须参与进来，承担起维护安全的边界以及为自己提供治疗环境的任务，这代表着从共享的环境切换成了远程的设置。远程技术的引入消除了传统分析中分析师对于设置担负的责任。如果病人从未有过安全的基本体验，他们甚至无法想象这种体验，那么期待他们能够为自己提供安全的设置是不合理的。很多来做治疗的病人的早期体验是侵入性的。比较理想的情况是，这种安全环境的提供不仅仅是我们从认知上讨论或解释的一个概念，而是分析师提供的一个现实：它需要被体验到。

我们感知时间和空间的方式跟我们在空间中的移动有关，并且是彼此依赖的。

在疫情之前的研究中，病人向我报告说，来咨询室和离开咨询室的路程对于他们回忆这次会谈有非常重要的帮助。关掉计算机和行进一段路程是不一样的。一位病人对我说："点击一下鼠标（离开一个 Skype 的咨询会谈），就好像剖宫产，而不是自然的分娩。"分析师们也报告说，在远程治疗时，要记住会谈开始的时间和会谈中的实际内容变得更困难。举例来说，在面对面的会谈中从不做记录的分析师发现，他们在远程会谈中"偷偷地"做了记录。一位同行最近和我说："我发现自己不知不觉就这样做了，我没有用Zoom，我是在电话会谈中做了记录，这让我感觉内疚。而且我发现要记住电话会谈中的内容非常困难。当我事后看会谈记录时，我觉得自己好像是第一次看到这些内容。这让我挺不安也挺心烦的"。在空间中行动和移动的具身性体验，与学习、心理加工过程以及记忆都相互关联。移动以及身体共同在场所具备的三维特点会对我们的记忆产生更大更持久的影响。研究者发现，对更为复杂的移动的体验，例如，跟打字相比，用手书写不仅能促进认知能力，而且会对记忆产生影响（Bounds，2010）。我们在空间中行动和移动的体验越丰富，这种体验对我们的感知觉、意识以及记忆的影响越深远。

关于这一点，我从神经科学的角度做过很多思考。新的研究显示，我们既用大脑思考，也用身体思考。大脑中正在发生什么依赖于身体作为一个整体正在发生什么，以及身体如何与其身处的环境相适应。我们不仅仅拥有"心智状态 (state of mind)"，大脑如今被视为更大系统的一部分，重要的是这个更大的系统包括感知，也包括行动：这是"存在的状态 (state of being)"。就如 Demasio 所说，"我们是具身的 (enbodied)，不仅仅是具头脑的 (embrained)"(Demosio，2005)。

三位荣获 2014 年诺贝尔生理和医学奖的科学家做了很多关于定位导航（知道如何在物理空间中寻找路线）与记忆如何被建立和储存之间的关系的研究。维持我们身体旅程记忆的神经系统，跟维持心理旅程记忆（对过去、现在的记忆以及想象未来的能力）的神经系统，是同一个神经系统。这也许可以从某种角度解释，为什么在远程会谈时，分析师们在会谈时间以及会谈内容上出现了不同寻常的健忘，以及病人对远程会谈在记忆和加工过程方面的困难。如果你没有在一个空间里移动过，就意味着你没有在记忆中实地确认过这些事情。

因此，封城禁足带来的停滞不变的状态（有人跟我形容，这就像把各种体验混在一起的"一锅乱炖"）缺乏在空间中的移动或作息安排及环境的变化，影响了我们的记忆以及我们对过去、现在和未来的感知。

在托德·埃西格和我为病人们写的远程会谈指南中，我们建议："在咨询开始之前和结束之后，都给自己额外留出 15 分钟的时间走一走，或者到外面去，哪怕出去在小区附近稍微转一转（如果你觉得这么做很舒服的话）；或者，如果需要待在屋里，就在自己的这个地方走一走。如果根本没有办法走一走，简单做一些身体的拉伸动作也可以。刚开完另一个远程会议，或者刚打完电话，或者刚结束其他需要集中注意力的活动（不管是工作方面还是娱乐方面），就立即开始做咨询，这种做法不太合适。你需要一些时间为我们即将开始的工作做准备。同样，在咨询结束后，用 15 分钟做同样的事，之后再从事下一项活动，这会留出一段时间让咨询产生一些共鸣反应，而不是迅速跳到你要做的下一件事情中。"这个在空间中移动的建议对临床工作者同样有帮助。除了显而易见的身体获益，也有额外的获益，包括将这一次会谈内化，以及在时间过程上做一个标识。

我是在一场全球性危机中写下了这些文字的。我记得英国分析师Margaret Little提起过的一个故事，讲的是在第二次世界大战期间，英国精神分析学会召开的一次会议。开会的当下，每几分钟就有空袭炸弹落下来，每次爆炸来临时，人们都要低下头，下意识躲闪一下。在讨论中，温尼科特站起来说："我想我应该指出来，这里正在发生一场空袭。"然后他就坐下了。但显然，没有人关注这些，会议继续进行（Little, 1985）。这里正在发生一场空袭。我们目前都生活在疫情这一更大的背景之下。无论如何，我们需要对自己和与我们共同处在这个大背景下的病人们承认这个事实。移情和反移情在这个背景中发生着，尽管我们非常关注移情和反移情的动力，同时，我们也不能忘记并且不得不见证所有人都在面对的这个全球性的现实。

当我们使用技术媒介时，也需要承认现实，即我们的沟通加入了一个新的成分。技术媒介产生的扭曲和附加成分可能让它具有侵入性，而且研究表明，我们倾向于忽略这些东西。尽管视觉和听觉有扭曲失真，我们还是坚持待在其中，而不愿意承认某些不同寻常和侵入性的事情正在发生。实际上，对人机互动领域的田野研究显示，参与者没有觉察到他们在使用沟通设备时遇到的困难。对远程互动的转录稿进行的微分析显示，扭曲失真可能导致严重的语义上的转换，而任何一方的参与者都未能觉察到沟通中存在的误解（Olson & Olson, 2000）。

沟通中断能导致的持续存在的焦虑以及/或者对中断的预期，或者对环境安全产生的创伤性破坏，对于提供远程治疗的人来说有着巨大的影响。信号传输所需的时间和距离，曲折地经过无数的节点，以及伴随模拟信号转变为数字信号的信号处理过程，都在某些时候微妙但又显著地影响着沟通质量。伴随着音频/视频的整个传输过程，不仅有扭曲失真会发生，而且因为检测到错误，采取了一些优化处理的方式，包括锐化信号、提亮颜色、抑制噪声以及增加丢失数据。侵入性的噪声被移除后会产生一种寂静，这种寂静在我们的感知觉层面会被体验为失去了联结，因此舒适噪声（comfort noise）被生成并插入进来，这是一种低沉但能被听到的人工合成的背景音，使人在不知不觉间感到安心。其结果就是原本交流的东西与最终被接收的东西很不一样。

正如我们必须承认的，我们都身处疫情这个大背景下；我们也需要承认，技术媒介正在影响人与人的关系，以及我们在远程沟通中失去了非言语、具身沟通的完整性。我发现和我的远程病人们讨论这些非常有收获。当我们掉线时，当我们有些话没有听到时，当画面失真和不清晰时，将其指出来很有帮助。这样做不仅可以澄清沟通，还可以区分双方同处咨询室的面谈与此时共同依靠技术媒介的远程会谈的不同。其中的丧失和差异不容忽视。

当我们在考虑未来的工作，返回到咨询室时（而且如果像预测的那样，世界将经历疫情的起伏波动，这样的过渡可能会不止一次），需要牢记所有这些丧失。

2020年9月初，在我写下这些文字的当下，此次疫情的一个创伤性影响就是，我们无法清晰地看到未来。事实上，此刻的我们正处于创伤之中，无法从事后的角度来看待问题。当我们身处创伤中时，去思考和设想未来是非常困难的。我们正在经历集体的哀悼过程。有如此多的丧失，失去联结，失去安全感，失去一个我们现在仍无法确定的未来。这是 David Kessler 所称的"预期性哀悼（anticipatory grief）"。我认为，对未来会怎样发展做出假设或猜测不是一件容易的事。我认识巴彤超过10年了，她是在北京的同行，是我这本书的译者之一。我和她10年来几乎每周都在线上见面工作，还分别在北京和伦敦实地见过两次面。当她预想回到咨询室工作时，她描述了需要重新找回所有的信任：对于来咨询室路上的信任，对于咨询环境的信任，以及双方彼此之间的信任。这包含了非常具体的信任感——地铁是安全的吗？咨询室是否足够卫生？我们能够相信彼此都是健康的？——以及对咨询过程和共同环境中的关系的更为内在的信任，而不是从分开的空间和双方屏幕中感知到的安全。在当下这个强制性的封城禁足的分离状态中，尽管有些治疗师和病人发现远程工作更为容易了（从情感上以及身体上），但是我并没有观察到很多治疗师或病人为这种工作方式欣喜若狂。我认为，我们整个未来的景象将不可避免地改变了，包括我们的体验和对精神分析性治疗的预期。但是，我希望我们在远程治疗中的体验将推动我们熟悉和适应在运用技术媒介时包含的改变及丧失。这包括理解在技术媒介中建立的关系的局限性，以及由此理解什么是在执业实践中可以接受的。这些局限及其背后的研究是我在疫情前的好几年里就一直思考、写作和谈论的。总体来说，无论从我个人执业的工作中，还是从我作为新冠疫情顾问团队成员而交流过的很多同行那里，我听到的是具身性共同在场的丧失、挫败以及渴望。我听到人们深切地意识到通过技术媒介所联结的各种亲密关系的不足，以及对于共同在场的体验的认可。是否使用或者何时使用技术媒介进行远程治疗，在充分知情的情况下，这是一件可以做出选择的事。别无选择的情况则是另一回事了。

新冠疫情引发的心理健康问题出现在媒体的重要位置上，两种疫情被记录下来——病毒和伴随创伤及丧失而来的痛苦。大家都承认，人们正在应对可怕的、痛苦的现实，他们有情感上的需求。尤其是我们看到了前线的响应者、一线心理健康工作者的挣扎，也许这可以让人们更加理解和重视，这些岗位的工作要求会让人疲惫不堪——即使在并非疫情时期。我们可以期待社会对于创伤的影响和大众心理健康的意识有所提高，或许将来再讨论这些议题会变得更加容易。

对有些人来说，社交隔离的措施带来了一段用来反思的时间，可以重新评估他们人生的步伐和优先顺序。家庭也能够有更多时间和空间与彼此待在一起，以深化关系。尽管在家工作被证实很有压力且非常挑战，但确实也增加了家人在一起的时间。我的同事们也谈到让他们感激的地方，比如可以把以前通勤的时间用来做其他有益的事情。

我希望共同在场时建立关系的价值已经被重新发现和重新肯定。尽管我们感谢在疫情这样的危机时刻，有技术媒介让我们能保持一种连续性，但我们还是需要认识到，我们生来就注定了要通过具身的共同在场建立关系。这是一份需要珍视和妥善保留的礼物，不要因为设备提供了便利就轻易丢弃了它。真正的在场，尽管是无法预测的、自发的和杂乱的，却是不可取代的。

为中文版致谢

我想表达我对巴彤、谢冬梅、马丽平三位中国同行翻译本书的感谢。这是一项巨大的工程，也是她们在疫情期间倾情投入的诸多任务之一。如果说有人从头到尾、由表及里地了解我的研究工作，巴彤就是那个人，而且她这几年接受专业训练，在中国和英国之间定期往返，同时也远程保持着她的临床工作，她鲜活的经验也为我们双方的思考注入了活力。同时，我也很感谢本书的编辑阎兰和孙蔚雯，感谢她们的倾情投入和大力支持。

参考文献

Bailenson, J. (2020). Why Zoom meetings can exhaust us. *Wall Street Journal*, 3 April.

Bounds, G. (2010). How handwriting trains the brain. *Wall Street Journal*, 5 October.

Chavooshi, B., Mohammadkhani, P., & Dolatshahi, B. (2016). A Randomized Double-Blind Controlled Trial Comparing Davanloo Intensive Short-Term Dynamic Psychotherapy as Internet-Delivered Vs Treatment as Usual for Medically Unexplained Pain: A 6-Month Pilot Study. *Psychosomatics, 57*(3), 292–300.

Damasio, A. (2005). *Descartes' Error*. New York: Penguin.

Davis, M.F. & Green, J. (2020). Three hours longer, the pandemic workday has obliterated work-life balance. *Bloomberg*, 23 April.

Gomez, M. A., Skiba, R. M., & Snow, J. C. (2018). Graspable Objects Grab Attention More Than Images Do. *Psychological science, 29*(2), 206–218.

Isaacs Russell, G. & Essig, T. (2019). Bodies and screen relations: Moving treatment from wishful thinking to informed decision-making. In: A. Govrin & J. Mills (eds), *Innovations in Psychoanalysis: Originality, Development, Progress*. London: Routledge.

Little, M. I. (1985). Winnicott working in areas where psychotic anxieties predominate: A personal record. *Free Associations, 1*(3): 9–42.

Misra, S., Cheng, L., Genevie, J., & Yuan, M. (2014). The iPhone effect: The quality of in-person social interactions in the presence of mobile devices. *Environment and Behavior,* 1-24.

Olson, G. & Olson, J. (2000). Distance matters. *Human–Computer Interaction*, 15: 139–78.

丛书主编序

　　我很高兴把吉莉恩·艾萨克斯·拉塞尔的《网络上的咨访关系：对远程精神分析和心理治疗的探索》一书收编到技术和心理健康丛书＊中。Karnac出版社与时俱进，推出这套丛书，让心理治疗和精神分析更适应21世纪的现实生活。在这套丛书中，已经有一些书涉及技术辅助下的精神分析实践和培训的有效性。这些书谈及远程治疗（teletherapy）的利弊，通过更广泛地用临床材料来说明潜意识中的沟通，包括在屏幕上的心理治疗（on-screen treatment）中对身体反应、移情和反移情的分析，但是他们对此倾向于认为远程治疗的成效跟面对面的心理治疗是相当的。作为丛书的编辑，我将致力寻找并呈现所有观点。

　　本书是一本表述优美、说理充分的书。它请读者先驻足停下，更透彻地考虑远程治疗的局限性，这让这套丛书更加均衡。作为一个在英国受训、在美国定居的治疗师，拉塞尔调用了自己临床的经验，也引述了她对精神分析理论的理解，从弗洛伊德（Freud）到温尼科特（Winnicott）、克莱因（Klein）、比昂（Bion），一直到奥格登（Ogden）、福纳吉（Fonagy），并且汲取了她在对于将技术媒介应用于心理治疗的研究中的发现。她把对治疗师和病人使用Skype做精神分析的体验进行访谈而得到的发现，对神经科学关于内隐和外显记忆系统、注意力、调谐和核心自我发展方面的回顾，以及对信息技术和网络心理学的阅读等几个方面整合到一起。

＊该丛书并未全部引进出版，目前仅其一出版中文版。——译者注

　　拉塞尔坚信，可靠的双方共同在场（co-present）的理想境界是精神分析的前提。但是，技术性故障造成的意外打断会让病人和分析师感到挫败，即便身体上不能共同在场，他们仍然希望能够可靠地回应对方。她认为，屏幕关系（screen relations）无法取代两个人在同一个房间里对想法、愿望和感受进行探讨时鲜活的互动。自我（ego）是身体的自我（body ego），而问题行为起源于生命早期前几个月中的互动，那时候的互动是更为彻底的身心互动。似乎对于拉塞尔而言，更为可取的移情发展情形是身体对身体的沟通。给病人提供一个抱持的环境，会让他们回想起早期的父母养育，或引发养育中失败的体验，或弥补养育中的缺憾。当病人的身体和分析师的身体同处一室时，病人更有可能体验到信任，而分析师更有能力保持住一种稳定的沉思浮想（reverie）*状态，可以在安全的抱持性环境中，跟随病人一起如同做梦一样地去想。与此相反，分析师面对屏幕时，容易觉得关注的范围变窄了，而且容易走神。拉塞尔告诫我们，在以计算机为媒介进行远程治疗的情况下，我们要警惕专业治疗关系品质的下降。

　　拉塞尔呈现了当前蜂拥而上使用Skype进行远程精神分析的现象，其背后的原因，有时是要寻求关照（care）的连续性，有时是出于经济上的考虑。她不反对使用Skype。实际上，她在自己身处另一个大陆时也跟病人使用Skype，但她没有盲目使用。她反问自己，透过技术的面纱，我们获得的是什么，失去的又是什么。她也邀请我们都参与这个过程，重新审视什么是可能的，什么是无法做到的。本书恳请我们觉察面对面和面对屏幕时进行精神分析的差异，并指出需要对精神分析和心理治疗中远程技术的作用进行更多的研究。

吉尔·萨维奇·沙夫（Jill Savege Scharff）

---

*本书译为沉思浮想，其他还有译为"白日梦""凝想""浮想"等。——译者注

推荐序

对使用屏幕这个进退两难的困境感到好奇，甚至为此而挣扎的心理治疗师不在少数。屏幕的使用及其相关困境无处不在。它们已经成了我们的世界。有个问题要问吗？用搜索引擎搜索一下吧。不用担心这样对我们自己的持续性注意力有什么影响（Carr，2011；Jackson，2008）。想跟所爱的人联系吗？给他们发条信息吧，或者去查看一下他们在Instagram*个人相册上发了什么。不用去想，方便的永不掉线的连接可能有损亲密性的品质，可能有损参与诚恳对话的能力。如果你在提供或在接受精神分析性的关照，当通过以技术为媒介的关系而进行治疗的远程实践越来越常见，这让你对使用屏幕尤其感到有一些进退两难。幸运的是，你翻开了这本书：它可以通过结合学术成就和临床专家的智慧，帮助你解决那些两难的问题。

屏幕的使用呈现了一些很棘手的问题，当我的精神分析职业生涯开始跟使用技术设备有关系时，这从一开始就成了我遇到的最为复杂的一系列令人困惑的问题：屏幕关系在什么时候能够代替身体上在一起的体验？在什么时候不能？在两种设置中，它们的过程有哪些相同，又有哪些不同？这些不同之处真的事关紧要吗？另外一个迫在眉睫的问题是，如果我们没有把屏幕关系从身体上在一起的体验中区分出来，当技术持续以指数级速度发展的时候，我们的精神分析行业会变成什么样子？如果我们相信屏幕可以代替身体

---

* 一款支持多个平台的移动应用软件，允许用户在任何环境下抓拍并一键分享至各种社交平台上。——译者注

上的共同在场，精神分析性的关照还会有未来吗？

2012年9月，当我第一次收到拉塞尔的来信，就立即被她令这个项目生机勃发、富有创造力的好奇心所打动。她没有去争辩是否应该提供远程的心理治疗，或者是否可能找到以技术为媒介的精神分析远程治疗过程的证据，而是深深地潜入这类治疗的实际体验，以及那些可以用来阐明其发现的研究中。在她构思和写作这本书的过程中，我很荣幸能多次与她交流。像我这样的人，既是精神分析师，又是一个技术迷，从这两个角度出发，我都对这本书心怀感激。事实上，我们之间发展并继续保持的同行关系，最终让我那些被反乌托邦（dystopian）*引起的沮丧得到了真正的滋养，很多的"早期使用者"都开始受到这种沮丧的影响（Lanier，2011）。

这本书帮助驱散的那种反乌托邦引起的沮丧，其背景源于大约30年前的早期使用者热情洋溢的技术乐观主义。20世纪80年代中期，网络热潮开始，我被这种可能性迷住了，尽管那个时代所拥有的还只是单色显示屏上缓慢呈现的文本。尖端的技术发展还是300波特的贺氏智能调制解调器（Hayes Smartmodems）和电子公告板系统（Bulletin Board System，BBS）。很快，9600比特率的调制解调器出现了。从外壳账号（shell accounts）使用文件传输协议（File Transfer Protocol，FTP）和Gopher查找协议（Gopher protocols）接入互联网就好用多了（还记得它们吗？）。除了电子邮件（这是一个多么奇妙的进展啊！）的出现，我们还在"新闻组（NewsGroup）"上"交谈"，同时也通过互联网中继聊天（Internet Relay Chat，IRC）。很快，调制解调器的速度快到令人惊叹的14 400比特率——文本呈现之快，到了即打即现的程度。当我接受精神分析训练并在纽约市中心开始私人执业时，我也开始使用这个经过技术飞跃的调制解调器。

---

* 又称反面乌托邦、敌托邦、废托邦等，是科幻文学中的一种流派。它通常叙述的是技术在表面上提高了人类的生活水平，而技术泛滥在本质上掩盖了虚弱空洞的精神世界，人类的精神因高度依赖并受控于物质而失去了真正的自由。——译者注

那时，我对在线沟通未来的发展抱有热情洋溢的全然乐观主义的看法，这促使我在1993年创办了名为精神分析连接（Psychoanalytic Connection）的网站。我不想让我新建立起来的专业社群错过这个辉煌的科学技术的未来，我看着它就在我们眼前飞速发展，尽管在我的新同行中，大多数人把计算机和调制解调器看作有社交困难者的玩具，是风行一时的狂热，要尽量避免。可是，另外一些精神分析师在非常郑重其事地讨论技术和未来。与精神分析相关的话题在一些新闻组和邮件列表讨论组中得以讨论。但是还没有人真正投入到把任何特定的机器用于精神分析的社群。我这样投入进来做了，并且一直坚持到2009年，直到我被反乌托邦引发的沮丧变得严重起来。

应该提请注意的是，在我和本书作者拉塞尔之间日渐珍贵的同行情谊中，似乎也有些反讽的意味。我们之间在探索、讨论和思考在远程心理治疗中实际发生了什么，获得了什么，又失去了什么，所有这些联系本身是通过技术媒介远程完成的。其实，在写这篇序言的时候，我和拉塞尔都还没有见过面。但是，进一步的反思表明，这个事实并无讽刺意味。它反而恰如其分。借助新兴的信息技术，我得以了解这位作者，就像你们现在通过阅读本书这样一种更古老的、更熟悉的技术手段来了解作者一样，这些信息技术对于从远距离获悉一个人的知识和思考来说也是奇妙的装置。这就是它们所做的事情。书和屏幕都是奇妙的笛卡尔式装置（Cartesian devices）*。远距离分享一个人的思想，让我们了解了这个人是谁。

然而，笛卡尔式的装置足以拿来做心理治疗吗？这是一个问题。或许，与学术关系相比，以技术为媒介的沟通不太适合作为移情和反移情的渠道。或许，后经典的精神分析理论有权坚信我们不仅仅是我们认为的样

---

* 笛卡尔为17世纪法国著名哲学家、数学家和物理学家，他是理性主义的代表，其名言"我思故我在"认为"我"是一个独立于肉体的、在思考的东西。据说，他非常喜欢自动装置，曾以去世的女儿为原型制作机器人偶。——译者注

子。我们双方对于彼此而言是谁，在这一点上，如果把双方目前的复杂性全部囊括进来，包括让我们借以落实自己当下存在感本身的一系列不容置疑的体验和过程，而无论是在哪一种视界线（event-horizon）*的以技术为媒介的图景中，有些事情仍将永远落在另外一端，那么我们双方对于彼此而言又是谁呢？或许，当我们把技术媒介用于学术关系时并无讽刺意味，而具有讽刺意义的是，当我们转向思考关系本身的时候，我们对屏幕关系保持着同样的热情，像是在使用噪声很大的调制解调器通过黑白显示屏上呈现文本的那个时代，早期使用者使用电子邮件时体验到的热情一样。

又或许，在远程治疗实践方面，在理论假设和积累起来的临床智慧之间，表面上的不相容性并没有什么讽刺的意味，但是一个正要发生的悲剧在于，它又把我带回反乌托邦引起的沮丧中了。看到这么多的同行在21世纪头10年群起而使用远程治疗，让我越来越担忧精神分析的未来。你看，我仍然是一个技术迷。我仍然热切渴望在继续精神分析实践的同时，跟随技术发展的走向。在我这个精神分析的技术迷看来，远程心理治疗发展走向的路径很有可能像信息技术的发展一样，是以摩尔定律（Moore's Law）**呈指数级成长的，远程心理治疗有可能正处于一个加速曲线上，向着由情感性智能程序来操作具有真实感的三维化身（photo-realistic avatars）的方向发展，这跟我们今天在屏幕上见到的对方完全不一样（若要了解其雏形，就到搜索引擎上搜

---

* 视界线是天文学术语，指黑洞的边界。在此边界以内的光线无法逃离地平线。从物理学上说，视界是空间的界限，在视界两边的人都无法看到对方的世界。——译者注

** 摩尔定律是由英特尔公司的创始人之一戈登·摩尔（Gordon Moore）提出来的。其内容为：当价格不变时，集成电路上可容纳的元器件的数目每隔18~24个月便会增加一倍，性能也将提升一倍。这一定律揭示了信息技术进步的速度。——译者注

索"SimSensei"和"MultiSense"*）。如果现在身体的共同在场能够被屏幕关系完全模拟，那么出于提供精神分析性服务的目的，技术上指数级的发展将使由人类治疗师来控制屏幕上治疗师形象的需求最终被废弃，只要一个情感性智能程序就够了。换言之，精神分析治疗将最终被自动化。在屏幕关系和面对面心理治疗之间实现等效性，是向着似乎无法避免的精神分析自动化跨越了一大步。

如果心中产生这样的想法，你可以预料现在手中拿到这本书时，你悬着的心可以放下来了。这本书通过把屏幕关系放在它们恰如其分的位置上，让实现反乌托邦的精神分析自动化的张力得以释放。事实令我们欣慰，在临床工作中，两者并不存在等效性，屏幕关系无法简单地取代身体在一起的情境。本书也提供了一个工作的框架：每一个正在从业的心理治疗师都需要决定是否以及怎样提供远程的心理治疗，因为某些远程心理治疗已经是既成事实了，而我们不得不尽可能让它们发挥作用。它终于提出了一个核心问题，这是为了让精神分析的未来保持生机而必须回答的：是什么让身体在一起如此特别，以致哪怕是最好的屏幕也无法模拟？

托德·埃西格（Todd Essig）

威廉·阿兰森·怀特中心（William Alanson White Institute），

培训精神分析师、督导精神分析师

《管理心理财富》（*Managing Mental Wealth*）的作者

于美国纽约

---

* *MultiSense*是美国南加州大学创新技术研究院（*Institute for Creative Technologies*）开发的一种量化面部表情、身体姿势和说话方式的算法。该算法可以创建一个实时情绪状态的完整画面，以及随着时间而改变的剖面简况。*MultiSense*正在开发*SimSensei*——下一代虚拟人平台，旨在促进医疗决策和对患者的治疗。——译者注

致　谢

如果没有大西洋两岸这么多同行、朋友和家人源源不断的支持和宝贵的帮助，这本书无法付梓。

我由衷地感谢英国的同行Melanie Hart、Caro Topolski和Gillian Woodman-Smith，他们也是我挚爱的朋友，给了我深厚的友谊，并不断向我提出促进成长的和智力上的挑战。凭借远程技术媒介的神奇力量，我们在理论和临床上的辩论甚至跨越大洋，参与者踊跃不已，气氛热烈；我们也分享着彼此的个人消息，只是由于时差的缘故，常常一方端起一杯茶，另一方举起晚餐后的红酒。我们都知道，这与在谁家的厨房里围坐在餐桌前的沟通不一样，但与此同时，这又的确缩短了我们之间的物理距离。非常感谢Prophecy Coles和Michael Parsons，他们分享了自己作为写作者的广博经验，也感谢Annette Byford耐心地阅读这部手稿的好几版草案。

我深深地感激Joan Raphael-Leaf，她真真切切的在场感使我找到了自己的在场感。

Karnac出版社的编辑团队，Rod Tweedy、Kate Pearce和Constance Govindin，给予了我大量的帮助，引导我走过千头万绪的出版过程。非常感谢工作室出版服务（Studio Publishing Services）工作团队的全体成员在本书制作过程中的辛苦工作。

在北美这边，尤其要提及Starr Kelton-Locke。从我开始这个研究的最初阶段，她就一直在给予我诚恳的支持，并以作为编辑所特有的锐利目光，阅读了数不清多少版的修订手稿。感激Debra Neumann，在以技术为媒介的远程治疗（technologically mediated treatment）*领域，她是同行中的先锋，她作为同行和朋友跟我共同走过了这段旅程。

托德·埃西格是一位非常慷慨的同行，是他赠予了我这本书的书名**。他毫无保留的鼓励、有思考的阅读，以及对本书结构充满智慧的建议，让这本书超越它原有的模样，变得更好了。他也教会我不要"陷入细节"，虽然我无法保证自己一直都能做到这一点，但我现在至少知道了那意味着什么。

对满腔热情地拿出时间支持这个项目的临床工作者和病人，我要给予特别的感谢。

我过去和现在的病人、督导生和学生，他们所给予我的，超出了他们自己的想象，对此我由衷地感谢。

我最大的感恩要送给我的父母Joyce和Roger Issacs，感谢他们这些年的养育之恩。尤其要感谢我的父亲，我有关写作的所有知识都是他教给我的。我的孩子Adam和Nina Hermmings给了我无限的充满爱的支持，既有学术性又富有创造性，为此我感激不已。

最后，如果没有我和先生Richard Russell的这一份爱和智性的伴侣关系，这本书无法完成，他始终深信我有能力把这个项目坚持到底。他逐字逐句地阅读了本书的每一版草案，而现在，他对屏幕关系的了解远远超出他原来的预期，他的支持和鼓励也更加坚定不移。对此，我的感激之情无以言表。

---

* 为方便阅读，本书有时也将其简译为"远程治疗"。——译者注

** 本书的英文书名"Screen Relations（屏幕关系）"为埃西格所赠。——译者注

目　录

引　言

　　启发我做这些研究并成就此书的，是我个人的经历。我自己使用基于"屏幕关系"的心理治疗，促使我提出最初的三个问题：

- 如果没有身体的共同在场，最佳效果的心理治疗进程会发生吗？
- 在受制于屏幕的心理治疗中，如果病人说这里没有任何"亲吻或踢踹（kiss or kick）"的可能性，会发生什么呢？
- 如果内隐的非言语交流和外显的言语交流之间的平衡被彻底改变了，亲密关系会受到怎样的影响？

　　要找到这些问题的答案，只能勇于探索精神分析之外的领域：神经科学、沟通研究、婴儿观察、认知科学和人机交互的领域。

　　在这些领域和精神分析的交叉点上，我发现由于屏幕关系去除了身体的共同在场，它们将精神分析的过程限定在"心智的状态（state of mind）"，而非"存在的状态（states of being）"。不容忽视的一个事实是，精神分析中的这对搭档需要传统的在场体验，来深化精神分析的进程，而不仅仅是通过技术模拟的在场。

　　这本书分为四个部分。我们从概念上穿行，就好像从地理上的前沿领地、咨询室、研究实验室，一路推进到屏幕自身，这并非巧合。我们会发现，我们的身体与我们用来思考的抽象概念不可分割地连接在一起，并且由前者向后者传达信息。这个探索历程的隐喻和我们的感觉运动体验相连：我们的身体在空间中的位置构成了我们隐喻性的概念化。

从完整意义上说，心智的具身性（enbodiment）对屏幕关系的体验具有深远影响，而这是形成本书背景的一个主要主题。第一部分的开篇是介绍性章节，它勾勒出促使我探索并研究屏幕关系的体验。在第二章，我们可以直接读到临床工作者和病人在远程治疗中的体验。在第三章中，我对历史上借助媒介的心理治疗进行了思考，也对当前这种形式的治疗加以思考，进而思索屏幕上到底发生了什么。

第二部分对临床理论以及与之相关的临床和实验性研究做了细心检视。本书第三部分又回到屏幕上，对屏幕上发生了什么以及什么未能发生，有了更丰富的理解，包括对关键概念"在场（presence）"做了一个说明。最后，第四部分讨论临床工作者了解情况后必须做出的选择，这样的选择是为了决定在这个数字时代，他们想成为什么样的治疗师。

在21世纪的第二个十年，精神分析面临着深远的反讽意味。人口更加频繁地迁移、现代经济的出现以及快节奏的生活加剧了对基于"屏幕关系"的心理治疗的需求。为了回应这样的需求，很多精神分析师开始接受远程心理治疗。但是这个时候，权威们也对技术如何塑造关系表示出了深切的忧虑，担心技术媒介对亲密关系的联结和反思性的独处都会造成损害。心怀这样的忧虑，针对远程心理治疗中到底发生了什么和什么未能发生，本书启动了一场更加深入的精神分析性探讨，尝试对屏幕关系中的所得和所失做出更好的权衡。

第一部分

前 沿 领 地

第一章

西方的前沿领地

2008年，我逐渐停掉从事了20余年的精神分析执业工作，从英国搬到美国。英国东南沿海南丘的羊群换成了美国南达科他州黑山上的一群群野火鸡。我把读高中最后一年的女儿留在了英国汉普郡，还有一生积攒起来的挚友和同行。正好我儿子要从芝加哥的一所大学毕业了。因为南达科他州只是一个临时的家，我没有尝试在那里执业，而是想继续完成我在英国就已经着手写作的科幻小说。

科幻小说是从这些问题开始的："假如……会怎样呢？"而我的"会怎样"之类的问题源于我自己如何应对跟家人、朋友和家园的分离，以及调整自己试着适应新生活和新文化。我想弄明白，如果人类散居在遥远的不同的星球上，生活在社会和文化隔绝的状态下，但是拥有可以进行即时通信的高级技术，会是怎样的？假如一些文化鼓励类似心理治疗这样的实践，但是另一些文化禁止这样做，会怎样呢？假如个体的这个概念及其生命故事的独特性对这个文化是一种异类，会怎样呢？假如一个社会并不认可人类的关系具备治愈的潜能，会怎样呢？假如一个遥远星球上的精神分析不被理解或遭到禁止，而一位使者被派遣到这里，并且需要地球家园上的治疗师的帮助，会怎样呢？我的研究引领我穿越历史。而后，我忽然看到了一篇有关中美精神分析联盟（China American Psychoanalytic Alliance，CAPA）的有趣文章，这让我在不经意间发现，艺术性的想象和真实的生活连在一起了。这个非营利组织的组建是为了满足中国心理健康工作者对精神分析取向治疗培训和接受治疗的需求，它通过 Skype 提供课程和治疗，Skype 是一种主要在计算机上使用的技术媒介。CAPA 召集西方精神分析的志愿者参与督导、教学和治疗。他们著文讲述这项工作带来的愉悦和回报，文中谈到 Skype 使用的方便性和安全性难以置信。"声音的传递好到如同我们在同一个房间。图像也异常清晰"（Kelly & Tabin, 2009）。这个组织对于借助技术媒介的远程心理治疗的工作原则是：第一，用 Skype 做精神分析跟传统的精神分析完全一样，基于分析师和被分析者之间关系的品质，以及治疗性进程的发展；第二，用 Skype 做精神分析跟传统的精神分析没有区别。他们在这方面的证据来自在西方的案例讨论中呈报来自中国的远程案例报告，但是"隐去"案例远程的情境，参与讨论的师生分辨不出哪个是传统的精神分析会谈的逐字稿，哪个是借助媒介的会谈的逐字稿（Fishkin & Fishkin, 2011；Snyder, 2009）。

　　能够在遥远的异地对另一个文化中热切渴望学习的学生进行教学和治疗，这个前景激起了我极大的兴趣。Skype 将让我穿越时空，解决距离和分离的两难困境。我不用依赖一个物理空间上的咨询室或共同在场（co-present）的同行。我所需要的唯一工具是我自己和我的计算机。

　　就在这个时候，之前在英国接受我督导的临床工作者联系我，想要跟我继续工作，之前的病人也联系，需要继续处理最近发生的一些生活事件的影响。我下载了 Skype 软件，开始探索媒介中的远程沟通。

　　在那之前，虽然我有使用计算机的经验，但是从来没有用远程方式工作过。我隐约记得，10 年前在我担任《英国心理治疗学刊》（*British Journal of Psychotherapy*）编委会成员的时候，读过一篇挪威的有关视频会议的文章，关于为解决边远地区督导资源缺乏而设计的一项研究。那时候的我还是一个伦敦中心主义者，那个国家如此本地化的需求让我深有感触。我开始着手使用计算机进行远程督导和治疗，那些比我更有经验的人保证说它和传统的心理治疗是一模一样的。只要你保持住精神分析的态度，分析进程同样会向前推进。移情会发生，并得以分析，产生自由联想的均衡悬浮注意（evenly suspended attention）是可能的，而且会出现潜意识沟通。

我也开始了跟同辈之间长达3年的Skype视频会议，这些同辈也为中国（还有其他国家）提供远程的心理治疗。虽然我已经面对面见过其中的一位，可我与另一位到现在也没有握过对方的手。

最初，我们的想法被跨文化的主题占据，其复杂性表现为一个完全独立的研究领域。随着会议的持续进行，我们越来越注意到技术媒介本身的影响，这种影响让我们想到自己的Skype会议。借助媒介的沟通，音频和视频并没有总是栩栩如生、清晰可见，反而会被不清楚的声音和粗糙的画面搞得断断续续，被打断很常见。我们变得习惯于在一次会议中为了获得好一些的连线效果，要"重新打过来"好几次，而且学会了把视频关掉，以便增加仅供音频使用的带宽。

我们注意到了其他一些异常。我们会发生奇怪的过失。我们很容易把心理治疗的会谈给忘了，把同辈小组开会的时间给忘了。在会谈中，我们更可能端过来一杯茶或一杯水，共同在场的时候，我们可不会做这样的事。我们确实跟病人在对比两个地方的时间和天气上说了更多的话。总体上，我们确实说得更多了，很难保持沉默。我们感受到的联系变少了，感受到的自发性联结变少了。我们怀念身体在一起的时光——不仅是跟病人在一起的，也有跟同辈小组在一起的时光。最初热情洋溢地开始投入远程心理治疗的同事的干劲消退了。在心理治疗的沟通中出现的问题体验，与督导和教学中更加直接的教育性沟通中的问题体验是有区别的。

我们怎么就这样假设共同在场的心理治疗会天衣无缝地转移到以技术为媒介的心理治疗中呢？或许部分原因在于精神分析传统的倾向会把身体和眼前环境的重要性都置于局外。在屏幕上，这种提纯到心智对心智之间的工作，对那些在传统上不太注意具身的（embodied）联系带来的重要而微妙差异的人而言，可能是更熟悉和更舒服的。我不是那种在咨询室里把注意力更集中在身体上的人。从我接受训练的20世纪80年代以来，婴儿研究以及神经科学和非言语沟通方面的研究都得到了迅速发展，因此有机会对心-身连接（mind-body connection）和在咨询室内具身性的影响和意义进行了全新和丰富的调查研究（Beebe et al., 2005；Boston Change Process Study Group, 2010；Rustin, 2013；Sletvold, 2014）。

与此同时，人与人之间身体对身体的体验所具有的重要意义受到技术使用的挑战。当我们与关系中不可预测的脆弱凌乱保持距离时，亲密感就被过滤。模拟（simulation）提供了一种对真实连接的错觉，而我们失去了需要为之付出时间和努力的真实的亲密感（Carr, 2011；Turkel, 2011）。"仅仅凭借赞美身体与身体之间的沟通，并不能阻止对人身体的低估，以及扩展到低估身体对身体的沟通（body-to-body communication）。潜在的事实是，我们日益复杂的社会正在让现代的个体跟他人的沟通变得越来越脆弱"（Fortunati, 2005）。就在我们开始关注屏幕关系（Essig, 2012a, 2015）对亲密造成的扰动时，精神分析师和精神分析取向的心理治疗师在欣然接受屏幕关系，这挺有反讽刺意味的，并让人有些难堪（Carr, 2011；Turkle, 2011）。

如果我们选择使用新的工具，我们需要知道这些工具的本性，以及这些工具将会怎么改变我们。我们需要了解所得和所失，之后对各个情境逐一权衡，权衡得失之后如果还是值得的，才能做出决定。当我们把治疗性关系缩小到受制于屏幕的二维空间，会发生什么？"一开始，你可能觉得对着摄像头说话有困难。"一位分析师在自己的网页上对于使用Skype这样写道："但是，几次治疗会谈之后，你就习惯了……""习惯了"——这种说法意味着什么呢？因为我们是生来就注定要跟人建立关系的，我们时不时在无意识中调整自己，去适应一种更低级别的沟通方式。我们这样勉强接受是为了什么？"我害怕的是我们开始设计自己，让自己适应我们的数字模式，我担心在这个过程中，共情和人性被过滤掉了。"虚拟现实领域的先锋、计算机科学家Lanier（2011, p.39）这样说："为了能让幻觉在你身上起作用，你能判断你让自己作为人的感觉降低了多少吗？"虽然这远远超出了本书要检视的范围，但是很难否认，我们会忘记这点，无论是在个人层面还是在团体层面。笼统地说，远程模式的沟通普遍比共同在场的沟通有更多的局限。

我开始着手了解在我们从事远程心理治疗的时候发生了什么。我想要知道它是怎么起作用的，它的用处是什么，以及它的局限是什么。这些问题把我带到了一个之前从未探索过的领域，比如信息与沟通、人机研究和神经科学。判定屏幕上发生了什么的过程，让我去探讨我们认为在咨询室里发生了什么。实际上，这个富有争议的主题远没有解决。我在访谈和小组讨论中，跟精神分析师、精神分析取向的心理治疗师、督导生、学生和病人交谈，有些交谈从录音中誊录下来。从跟同行生动而富有思考的交流中，我学到了很多东西。我在本书中让这些人直接说话，在适用之处，征得他们同意，加以引述，但鉴于保密性而隐去了他们的身份。在有些例子中，当事人允许我表明他们的身份。关于Skype这个名词，很多人把它作为一个统称来指代借助技术媒介的沟通。实际上，还有其他一些免费平台，诸如FaceTime和ooVoo，其安全程度各有不同。商业性付费的视频会议服务在技术性上更加健全，但是对于独立的从业者来说，其费用高得惊人。

我使用精神分析（psychoanalysis）和精神分析性心理治疗（psychoanalytic psychotherapy）来指代治疗性过程，这个过程"涉及挫败和满足、领悟和关系、自主和依赖、自我执行力和共融（agency and communion）、内在和外在的变化、结构和症状或行为层面的变化"（Aron，2009，p.665）。我会交替使用分析师/治疗师，或精神分析师/精神分析取向的心理治疗师，来指代这个过程中的执业实践者，他们是已经完成了密集的培训和个人分析的从业者。

经由这样的方式，我澄清自己不是一个勒德分子（Luddite）*。跟21世纪

---

*指害怕或厌恶技术的人，尤其是害怕或排斥将要威胁现有工作的新的技术形式的人。——译者注

的其他人一样，出于各种目的，我也使用计算机，包括写作这本书时，包括跟我在世界各地的家庭成员交流时。我甚至倚靠这样的技术完成了求偶中的一个部分。我没有说远程的心理治疗永远都不应该使用。我使用过并且的确还在使用远程技术做教学、督导，甚至在做一些心理治疗。谈到以计算机为媒介的沟通，我考虑的是我们当前能够达到的技术发展水平。

写这本书的原因是我开始渐渐明白，在远程的心理治疗中，我和病人之间发生的事情，跟两人在咨询室里共同在场时发生的过程并不一样。我想要鼓励大家提出我们从来不曾想过的问题。在这个过程中，我学到的是，我们不能在对远程心理治疗的局限一无所知和不予承认的情况下就加以使用，同样也包括了解和认可它们正向积极的方面。我们需要了解它们和共同在场的心理治疗的差别，而非假设它们是一样的。我开始尝试讲清楚这些差异的特定性。当我启动了跟同行之间的对话时，让我震惊的是，很多同行好像梦游一般就开始做远程心理治疗了。我问他们的问题也是我自己纠结已久的问题，好像把他们从梦游中叫醒了。他们一再告诉我，他们之前并没有全面思考过这些议题，他们很高兴现在可以来想一想。而情形常常是这样的，在理解的过程中，更多的问题被提出来了。

精神分析师也难免像其他人那样，有想要消除距离、避免分离、绕过挫败、不用承诺就得以安心的愿望，以及通过寻求新的生存状态而摆脱由感官和生理受限而导致身体的不便。跟每个人一样，这个行业的人也倾向于对技术的引诱做出反应，伴随技术的发展，新的人类"需求"被创造出来，而这最终会引发消费者的要求随之增加（Blascovich & Bailenson，2011）。

> 要全面理解通过媒介沟通的作用及其社会意义，还有一段很长的路要走，这时，我们会通过为技术唱赞歌的方式掩饰未知，或者，甚至把技术树立为最新的伟大意识形态。（Fortunati，2005，p.58）

对于无法确定对方所在的位置，最明显不过的解决方案是不让联系中断。保持"永远在线"状态，不仅影响到"被拴住"的这一代孩子，也影响到了上一代人，饱受焦虑之苦的他们不敢放手，无法信任自己的孩子能生存下来。日益增长且不加区别地使用技术作为沟通媒介，损害了人与人之间的关系，因为相比于身体在一起建立的关系，前者更有局限性。随后我们用技术进一步"补救我们在社会关系中的裂缝和漏洞——'糟糕的代替品总比没有好'"（Fortunati，2005，p.57）。具身性的人类连接是什么样的，这种感觉我们绝对不能失去。一位名为 Shmuel Erlich 的以色列精神分析师说，远程的心理治疗在中国如此常见，以至他在北京遇到的一位女性"对还有其他样子的精神分析感到惊讶"（Osnos，2011）。正如我们不想让孩子在成长中逐渐认为远程沟通这种方便的代替品跟具身性的沟通是相等的，我们也切不可让病人认为通过技术模拟的心理治疗是共同在场的精神分析的等效物。

当我们把借助媒介的远程沟通用于心理治疗时，我们到底在做什么？我开始提出这些问题时，恰逢精神分析领域开始涌现使用技术媒介进行沟通的浪潮，这股热潮被技术的魅力所激励，也出于对这个专业面临退化的恐惧，以及经济上的焦虑。心理治疗师争相宣布占据了一部分"新的领地"，在此之前他们甚至都还没有恰当地探索过或勾勒出这个领地的样貌。当我们把精神分析过程中基本的人性作为带来改变的一种手段，我们怎么能证明把自己放在一个二维的静态屏幕上是合理的呢？我们不仅仅是说话的脑袋。我们的心理过程是从身体所在的位置和我们在共同空间中的彼此关联展开的。当我们需要帮助病人发现是什么阻碍了他们全然感受到生命的活力时，有些心理治疗师不经任何反思，就转而把借助技术媒介作为首选的工作方式，这未免有些讽刺了吧。除了在评估后才对远程做选择或者别无选择的情况，我们怎么能永远抱着一种"糟糕的代替品比什么都没有强"的态度呢？

我再也没能写完我的那部科幻小说。我所遇到的从现实而来的情况远比我能够想象的任何情节都迷人。我发现，我们所生活和从事工作实践的世界是一个科幻非虚构文学的世界。当今世界发生的事件引出了一系列"如果……会怎样"的问题，并且迫切需要在此时此地得到澄清。我的同行开始提出问题，病人也提出问题，受训者也提出问题。这些问题只有当我们能让自己也进入精神分析之外的领域时，才有可能开始得到解答。如果把技术添加到精神分析的母体上，我们需要询问那些在我们进入技术情境之前早就在沟通研究、信息学、计算机科学和技术领域工作的人，问问他们，添加的这种技术对亲密关系强度的性质会产生什么影响。这些问题是本书所关注的。

第二章

探索科幻非虚构的数字前沿

与临床工作者和病人对话

因为我感觉自己是在黑暗中摸索着从事远程心理治疗的，所以我开始跟临床工作者对话。我在技术设备的使用上并非两眼一抹黑，我可以应付那些硬件和软件。我已经用计算机做了很多事情，包括借助技术媒介做沟通交流也很多年了。但我仍在远程治疗会谈进行的过程中感到茫然。这里发生了一些超出预期和有所不同的事情。我感到无法运用我已经习惯的分析性技术。这种感受不是在突然间产生的，而是随着时间推移，在我持续以计算机为媒介"见"病人的过程中，非常缓慢地生发出的感受。我想，我的同行进行远程心理治疗的时间比我长，也许他们了解一些我不知道的状况。他们从远程治疗中学到的知识也许能教教我。或许我们可以为彼此提供一些支持。

我一次又一次地发现，同行像我一样，迫切地渴望讨论他们进行远程心理治疗的体验。他们反复说，感觉自己以前从来没有这么彻彻底底讨论过这个问题。跟我一样，他们中的大部分人一头扎进了远程精神分析和精神分析性心理治疗中，而与共同在场的心理治疗相比，这种做法潜在的获益、损害或者不同之处究竟是什么，他们一无所知。跟我一样，虽然贸然闯入了新的领域，但他们着手处理治疗会谈的方式就好像这是在共同空间里会谈的代替品一样。

然而，所有同行都注意到了以计算机为媒介的远程会谈体验中的不同之处，有些差异细如发丝，有些则显而易见。引人注目的是，绝大部分（但不是全部）同行都注意到跟共同在场的会谈相比，自己的行为发生了变化。即便是那些没有注意到任何变化的同行，在远程对话中也会出现一些不符合自己特点的行为，小到在会谈中抿一小口茶，大到在各种各样的环境中见病人，比如在家、居家的办公室、咨询室里以及（或者）酒店里。

从业者告诉我，他们使用视频会议技术见病人是出于种种考虑。有的是因为他们的病人在其居住的地方找不到具备资质的从业者。他们开始为从未谋面的病人提供心理治疗。有的则是曾经以共同在场的方式见面，现在因为治疗师或病人永久性地搬迁了居住地，才开始用远程的方式继续提供心理治疗。还有一些以计算机为媒介来远程见病人的情况，是因为病人由于慢性或急性疾病，或者由于残疾，而无法去咨询室。当病人由于家庭危机而无法去咨询室，或病人因为工作或教育的要求需要间歇性地出差或旅行时，在这期间用计算机远程治疗便成了共同在场治疗的辅助手段。有一位精神分析师的情况则是因受自然灾害的影响，导致他一时无家可居，也没有咨询室可用。

病人们也非常渴望讨论他们的远程心理治疗会谈。跟我的同行一样，他们也被激发，尝试界定他们的体验，用语言把远程精神分析或心理治疗的区别性特点表达出来。

并非巧合，在这些探讨性对话中浮现出来的主题，比如有关安全性、抱持性环境（holding environment）和沉思浮想，让人想到治愈过程的根本要素。从业者和病人都想要探讨并澄清，技术媒介是如何影响治疗关系的，以及如何影响精神分析和心理治疗过程中变化的呈现。

环境：床上不是躺椅，车里不是咨询室

　　［Melissa Weinblatt］*……给自己调了一杯古巴莫吉托鸡尾酒，放上一小枝薄荷叶，把太阳镜戴上，走到外面，来到她朋友的那个游泳池旁。她在休闲椅上安顿下来，打开手机上的Skype软件。几百公里之外，她的面孔出现在她的治疗师的计算机显示屏上；而他则微笑着出现在她的手机屏幕上……她抿了一口鸡尾酒。治疗会谈开始了。(Hoffman, 2011, p. ST1)

　　在《纽约时报》（*New York Times*）时尚风格专刊的头版，Jan Hoffman题为"当你的心理治疗师只有一键之遥（When your therapist is only a click away）"的文章是这样开头的。Weinblatt女士热情地表示：

　　"我可以在早上的咖啡时间开始我的Skype治疗会谈，或者在晚上进城见我的闺蜜女友之前做Skype治疗。我可以在购物的中间休息一下，做个Skype治疗。这个夏天，我这样带着治疗师去过三个州！"

　　这样的例子听起来确实很极端（当这篇文章见诸报端时，我的精神分析师同行的反应是翻了翻白眼，无言以对），可同行告诉我的故事也没有好太多。我认识的一位资深精神分析师也在借助技术媒介进行远程心理治疗，他热情洋溢地对我说："太神奇了！你可以在任何地方做治疗！我出差开会的时候可以在酒店的房间做会谈。只要确保你背后有一面白墙就好了。"

---

* 本书中方形括号内的内容为本书作者补充添加的内容。——译者注

我们知道，为了修复早年的心理创伤，病人需要分析性的设置成为一个安全的环境。这个环境基于母亲提供给婴儿的"可靠的在场（reliable presence）"，使病人获得一种稳定性，从而朝向独立和完整的自我感而发展（Winnicott, 1955）。顺应病人的需求而把环境调整到足够好，这在病人感受真实的能力中处于核心地位。病人在分析性设置中找到早年生命中应该可以拥有的那个部分：一个抱持和容纳的促进性环境（facilitating environment）。但是，远程治疗中的病人和分析师各自的环境都受到干扰，这在同辈督导和讨论中，以及在我跟精神分析师和病人的对话中，被一次又一次地提及。

我访谈过的大多数分析师在跟病人开始用计算机为媒介进行治疗之前，并没有想到要跟病人讨论环境的安全性这个议题，也没有讨论要建立一个工作框架的议题。虽然事实上，我谈过话的分析师都认可这样的一个设置是重要的，而在传统的、共同的环境下的实践中，他们会严谨地提供这种设置。大多数像我这样进入远程心理治疗领域的从业者，都对数字领域浑然无知。他们的主要目的就是和病人保持联系，无论病人是在客厅中、在汽车里，还是在床上，而这种做法却让建立相互间可靠并可预期的设置的必要性蒙上了一层阴影。

对于自己出现在屏幕上时，要保持背景环境的稳定性和连续性，一些分析师的确是尤为敏感的。有些人为了保持中立的姿态，会尝试把周围环境对个人信息的泄露降到最低的程度，挑选一面空白的墙做后面的背景，避免让病人看到其家庭成员的照片或者其他自我暴露性物品。当然，这样做的时候，病人看到的是空白的墙，而从业者看到的可能是自己面前房间里完全不同的景象，这些景象不在摄像头的范围内，使得参与其中的双方对治疗师的环境所具有的感知大相径庭。有时候，分析师考虑到要保护隐私，会选择使用耳机，并鼓励他们的病人也这样做，以免被别人听到。

因为他们受到种种因素影响，比如是否具备网络连接、会谈时间的要求（尤其如果他们是跨时区工作的，分析师可能不得不在一大早或者深夜见病人），以及由于通勤和旅行的要求等，分析师经常选择在另外一个环境，而非他们通常见病人的地方（比如自己的办公室或咨询室）为病人进行远程治疗。出于时间的限制或为了方便，把工作时间分配到家里的书房、咨询室或者可能是家里的另一个房间（比如客厅）的情形也不少见，还有我之前提及的，也听说过分析师在酒店的房间工作的。

很多分析师似乎都有一个普遍的倾向，不去注意或不去提及在会谈中自己这边环境的变化。在共同在场的咨询室里，病人对设置上细致入微的变化所产生的反应都会被我们注意到，并且我们会探讨它们对于病人而言的个人化意义。当身体处在共同的物理空间时，我们不需要努力聚焦在如何保持联结上，因而可以从容地进行观察。身体的沟通是现成的，从而为专心于其他形式的沟通留出了空间（共同在场时，当病人说话的声音似有若无而听不清的时候，说明分析的正题来了——并不是外界因素导致的）。而互联网不稳定的连接会转移参与双方的注意力。当网络连接相对不错、可以让人松一口气的时候，其他议题——比如双方环境状态的重要性——往往也都不那么重要了。不过，在屏幕对屏幕的心理治疗中，在分析师所处的环境中，即便是很细微的变化也会被病人注意到。"我看见角落里挂的那幅画了。以前没有那幅画。我只能看见这个画框的一个角。我在想，我看不见的那一部分，到咨询室来的病人不费劲就能看到的，那一部分是什么样的。"

诸如咨询室地点搬迁之类的大变化也会引起反响。Peter是一位把咨询室从办公大楼搬到自己家里的分析师，他说："当我要换办公室的时候，我跟所有本地的病人都详细地讨论了这个变化。"他的"这个变化引发了所有人的强烈反应：从丧失和愤怒，到可以去我家里引起的兴奋，应有尽有。"他继续说："但是出于某种原因，我并没有预期这个变化会对Skype病人产生什么影响。不知怎么，我认为她好像是可以随身携带的，好像不是在这个空间里面的，甚至对于我的这个空间，她都不是参与方。当她像我面谈的病人一样，在搬迁中受到负面影响时，我才发现之前的这些想法是错的。"

Peter谈及的是一次永久性的搬家，而他对于病人的"好像可以随身携带"的看法，就好像她是计算机里的一个幽灵。事实上，除了进行远程治疗这一点之外，从其他方面来说都很传统的分析师尊重界线的必要性并且维护着安全基地，但是他们可以接受在做远程治疗时有规律地把自己的环境更换为不同的地点，这说明他们对在远程媒介上的治疗过程持有截然不同的观念。"工具"正在改变使用者，无论对那个调了一杯莫吉托鸡尾酒的病人来说，还是对在酒店房间工作的分析师来说，皆是如此。

当治疗师不在自己的咨询室里工作时，要保持自己所在空间的私密性和免遭侵入变得更加困难。电话铃响了、其他家庭成员发出声响或误闯到这个房间等情况都有可能出现。"相比于在办公室工作而言，我可能更容易被打扰。"科罗拉多州的一位治疗师如是说："在我们因为洪水的缘故而被疏散的那段时间，我跟其他人共同使用一个很小的空间，很难不被打扰……或者有时候是电话响了……而现在我在居家的办公室里工作，桌子上确实有一些其他的待处理的工作和信件：这些都会分散我的注意力。"

病人也在各种各样的环境里跟我们工作，Melissa Weinblatt的那个在游泳池边的"躺椅"还不算太离谱。精神分析师告诉我，病人会在床上、客厅、工作单位的办公室、家中的办公区，甚至在工作场所停车场的车里面跟他们工作。病人有时候选择在会谈的开始和结束时通过摄像头看到治疗师，然后把摄像头关掉，只保留语音，以便等同于使用躺椅时看不到对方——虽然病人可能并没有真的使用躺椅，而是选择坐在椅子上。有数量相当惊人的病人实际上是躺在床上的，很多人穿着睡衣，而他们的分析师接受这样的做法和躺在咨询师的躺椅上是一样的。

常规上，由分析师来提供治疗设置（参见Winnicott，1955），其中包括一个房间，可能还有等待室、卫生间、椅子或者躺椅、小毯子、纸巾或者饮用水。显然，在远程治疗的会谈中，以上这些都是分析师提供不了的。

在一个晚间的 Skype 会议上，4 位来自美国不同地区的分析师讨论了共同在场的会谈跟远程会谈之间的差异。他们的画面构成了屏幕上四方块的四重奏，好像美国高中年级手册上的照片一样。"我在琢磨［这个病人］，有时候她会给自己盖上小毯子。我想知道，如果她是在我的办公室里，她会不会用我的毯子……"Nancy 谨慎地说。她从来没有面对面见过这个病人，因为病人生活在另外一个非常遥远的国家。"因为被分析者从来都没有亲身来过我的办公室，我从来也没有在她跟我工作的那个环境里见过她。很难去真正处理所有那些引起移情的内容。"Stephen 说道："我想着我的病人是怎么选择和放置那些靠垫的，可能还拿着一块毯子……［在远程治疗会谈中］这些我们看不到，也想不到……"

因为有信息传输上的滞后，Catherine 等了一下再说话，以确保她没有打断 Stephen，她补充说："我的一个病人通常是骑自行车来办公室的，风雨无阻。下雨的时候，他会在我的躺椅上留下很大一片湿漉漉的印儿——很明显，这是重要的'咨询中的见诸行动（acting in）'的材料。当他跟我在 Skype 上工作时，这一类事情是不可能有的。""是的，我对这点太熟悉了。"Lynn 用力地点头同意并说："我的一个病人经常在会谈结束后花好长时间用洗手间。我想不出她在 Skype 会谈后会怎么样。这样的事情在那种情况下无从探讨。"

我访谈过的所有分析师都表达了病人在维护自己的空间安全和不受打扰方面遇到了困难。"通常，维护［抱持的］环境是治疗师要起的作用……而［用 Skype］它变成了病人的任务……你可以提供某些确保安全的元素：按时开始、按时结束会谈……"

选择保护环境的安全性变成了病人的责任，而每个病人又各有不同。"我的病人在四个不同的环境中跟我工作，都是在卧室。这个病人'为了保持会谈的正式'，决意不坐在床上。她说她需要'跟真实情境中的会谈保持一致的基调'。"病人如果在工作场所进行治疗会谈，同事可能会闯进来；如果在家，小宝宝可能在同一个房间里睡觉，或者在病人的大腿上睡觉。"病人会被电话、敲门声和爱犬打断；你也会被家庭成员打断，孩子会进来……"大多数分析师发觉这类打断是破坏性的，有一个分析师这样描述："那一刻，当[病人的]母亲从屋外叫她的时候……我警觉起来，有一个潜在的侵入可能会发生……她[病人]对此并不知情……我们不得不依靠他们[病人]来保护他们自己的环境。"

病人必须承担起保持界限安全的一大部分工作，并且由他们自己来满足环境方面的要求，这标志着从共同在场的治疗到远程治疗的一系列改变。精神分析的基础是促进性的环境，它隐含着病人有机会可以退行，病人有了一个安全的抱持性设置，可以促使心理发生变化。确实，很多病人来做心理治疗，恰恰是因为在婴儿期就已经过早发展到"自己抱持自己"，而在远程治疗的关系中继续这样做，就会形成一场永无休止的分析，还有可能产生发生了某种改变的错觉。温尼科特认为，病人之所以形成一个顺从的假自我（false self），是因为病人的环境没能保护好病人免受严重的冲击（impingement），从而打断了病人的婴儿自我（infant self）保持"持续性存在（going on being）"的感受（Winnicott, 1965）。

Bella是一位精神分析师，她有一个讲英语的病人住在一个遥远的国家，那里没有能说英语的心理治疗师，她告诉我这样一个故事：

> 我这个病人的计算机死机了。修好计算机要花一段时间。她不得不从一个住得特别远的朋友那里借用计算机。当我们的会谈时段开始时，她坐在朋友家客厅里的一把椅子上。当我们继续时，我注意到有人走到了她的身后，还指指点点的。这是她朋友的丈夫，他对当时的情境一无所知。她不知道该怎么办，茫然无措。如果要求他在自己的家里给她留一个单独的空间，她有些不自在。我问她是否想结束这次会谈，重新约一个时间。她不高兴，因为她觉得要

跟我谈话的心情很急切。最终，她起身挪到了外面的阳台上，过了一会儿，家里更多的人过来了。阳台上有一个非常狭小的放扫帚的储物间。她起来把自己关在了里面。她在那个狭小、闷热的空间做完了这次会谈，周围是抹布、扫帚和水桶。

在两个不同的空间里进行治疗会谈意味着Bella无力为病人提供一个安全的设置。她无法保护病人在会谈中不受大量侵入性因素的影响。当然，可能有一种看法会认为，Bella可以对病人重复体验一个不安全的环境给出解释，以及分析她为什么要把自己降级到一个狭小而不舒服的空间里，但期待病人给自己提供这样一个恰恰是她可能无法想象的东西，这似乎不合情理。Bella无法为病人提供这种安全而免受侵入的体验，这种体验本可以让她保持足够的安全感，可以放心自如地完成带来改变的精神层面的工作。这是一种必须在现实层面提供的东西，而非仅仅是一个在认知层面讨论的概念。

这里的另一个需要讨论的问题是分析师进入病人私生活的世界里了。这不是传统的精神分析实践的做法。传统上，分析过程是把隐私严格限制在咨询室之内的。来自英国牛津的一位分析师Claire发现，病人的环境中的窗户分散了自己的注意力，自己很难调整到通常的工作状态，"……我不得不调整自己，对那个地方［病人所在的另外的空间］不再好奇，以便集中注意力听她在讲什么……"

但是，一些分析师对有机会"家访"持积极正向的态度。"我从对它［Skype］的使用中了解到病人的挺多东西。你要知道，你进到人家的家里去了，就好像是一次家访……我看到了原本了解不到的一些方面。"这些分析师感到他们观察到的东西是非常重要的（比如病人的艺术性创作、个人对装修风格的选择，等等）。"我可以看到他们住在哪里，他们有没有狗，或者她作为母亲是怎样管孩子的。"他们认为他们获得了有关病人的重要信息，如若不然，他们无从了解这些对治疗而言很关键的素材。这种观点认为：

要进行这一类的治疗，人们需要对它的缺乏丰富性和丰满性给予补偿。这种补偿一看就是很表面的，因为你永远没有一个和病人实际上的共同体验：这样的补偿给了你一种正在体验他们的物理空间的错觉，但这是一个在物理空间中降低了等级的共同体验……信息是能被塞进电缆里传输过来的，但是关系就没那么容易传输了。（Essig，私人交流，2012）

是什么让人对获取"信息"这么难以抗拒呢？ "你在Skype上获得了好多信息。"一位分析师这样表示。但让人困惑的是，这些是什么信息，以及它对治疗过程的意义何在。如同Lakoff（1995）曾经针对互联网说过的，"它会是不同的信息，但不是更多信息"。

Skype可以让人获取更多显而易见的信息，这一点在从业者的心智中潜意识地发生了作用，而因为屏幕关系的特殊要求，从业者发觉，在远程治疗中要保持分析性的心智状态是很困难的。视觉"线索"好像加快和加深了理解，而且通过某种强有力的外在方式，真实地增加了从业者对病人的具体了解。但是，看见病人的物理空间，也许并不是像这些分析师可能认为的那样，是通往病人内在世界的钥匙，以及处理潜意识体验过程的方式。实际上，它让分析师更难以聚焦分析工作的潜意识和内隐方面，以及有一个清晰的领域去运用其反移情，而反移情是分析性信息的根本来源。看见病人的私人环境是一种幻像，它满足了希望作为一个完整的人（a whole person）真正去看和真正地被看到的愿望。Bella告诉我，"我认为，在病人自己的居家环境之外，或者跟家无关的地方看见病人，有特别重要的地方。病人和治疗师之间的工作有一个重要的方面，就是尝试一起说清楚家庭空间的样子。因此，当治疗师在屏幕上看见病人真实的家的时候，这个共同的创造过程就被毁掉了。"

病人也对共同在场的共同环境和远程治疗的双重环境之间的区别给出了评论。Lucy是一个19岁的大学生，她告诉我，"当我喝的是治疗师的水时，感觉更加亲密。当我用的是他提供的纸巾时，就好像他在帮我把自己擦干净。而在我自己的空间里，我不得不自己照顾自己。"

如果说工具在改变使用者，它也在改变从业实践，而且是以令人不安的方式。分析性的设置和关系与其他所有关系相比，是很不寻常且有很大差异的。确实，很多病人在刚开始治疗的时候，要花相当长的时间清晰地或内隐地学习这一点。我们已经明确地知道，要促使一个特定的过程发生，必须具备一系列特定的条件，我们尽可能地告知病人："你可能会发现，跟其他的任何关系相比，治疗关系是奇怪/不同/不一样的。"病人也许要花些时间对界限进行试探，或者避免这样做，这取决于他们的性格。"我不想走，我想一直跟你待在一起""我不想只是你的一个病人，我想成为你的朋友/情人/女儿"；还有人懊悔地表示："我知道规则，但是……"那种亲密和限制的特殊混合物是一个熔炉，移情和反移情在这个熔炉中产生，并且发生转化。在建立了亲密联结的基础上来检验分离：外在相对于内在，外部世界相对于共同的空间中深厚的亲近感。问题在于，这些条件对于开始这个过程如此特殊，在两重的外部世界中，它们是否可以被满足。床不是躺椅，车里也不是咨询室。分析性设置的参数范围提供了安全性和连续性，提供了沉思浮想的空间，以及有时间限制的强度，这些是很确切地不"在咨询室之外"的。作为一个病人，我因无法跟我的分析师一直待在一起而哀伤，而她回应道："或许我也不会一直都是现在这个样子。"这就是为什么一次会谈要以50分钟为一个单元：无论是分析师，还是病人，都无法长时间处在这样强烈和控制下的设置中，而这个设置是服务于重建被损坏了的自我所必需的自由和创造性的。如同温尼科特说过的，在分析性情境中，分析师比在日常生活的人更加可靠。

Peter把自己的病人看作"可以随身携带的"，但是他的病人有不一样的想法。一位资深的分析师也为可以在任何地点工作，甚至是一个酒店的房间，而感到欣喜。Melissa Weinblatt以前做过共同在场的治疗，后来当她的治疗师移居别处，就转换成以技术为媒介的远程治疗，她很高兴自己在暑假期间带着治疗师去了三个州。

在我们成长为从业者之前，我们也接受培训分析。我们为分离的沮丧而挣扎过。在我们还是病人的时候，我们学习到连续性的重要，以及为病人维护一个抱持性环境的重要性。后来，我们发现要照顾好这些事情常常是非常艰难的。提供温尼科特所描述的那种安全的、促进性的、抱持的环境，需要付出努力和做出牺牲，要规划和保持咨询室物理空间布局的连续性，提前几个月制定休假计划，承受病人因为我们要离开而感到的愤怒和痛苦。我认为对治疗师（以及病人）而言，当安全设置的必要条件可以被扔到一边时，会有一种兴奋感。在以技术为媒介的远程治疗中，提供那样的环境不再是治疗师一个人的责任。治疗师也不是必须作为可靠在场的人，存在于那个环境之中。治疗师可以随身携带病人，为摆脱时间和空间的限制而陶醉不已。我们摆脱了在我们的所学中非常必要的苦差事。我们——和我们的病人——不用再为了承诺和稳定而必须承担时而严苛的要求——那是我们在做病人和接受培训时必须做的。我们的前辈治疗师错了。在物理空间上分离而借助屏幕进行远程心理治疗，这种形式固有的特点所提供的"安全性"，使得治疗双方变得像"缸中的大脑（brains in the vat）"*。但是第一，我们不是缸中的大脑，第二，就像Damasio（2005）提醒的那样，笛卡尔犯了一个错误，我们必须回归我们的身体，回归我们需要在这个世界上以我们的身体与另一个人在一起。因此，当我们在网络空间被去具身化（disembodied）的时候，我们会犯一些在共同在场的咨询室里不会犯的错误。

---

*一个著名的思想实验，想象把人的大脑从身体上拿掉，单独放在某种维持生命的液体中，用电极连到可以产生图像和感官信号的计算机上，计算机有能力模拟人的日常体验。这个实验的最初原型可以追溯至笛卡尔，以及他的"我思故我在"的哲学理念。——译者注

沉思浮想

"我没有说使用计算机时你就没有均衡悬浮注意了。"伦敦的分析师Anna说："但是，在你用'缸中的大脑'时，你不得不对自己此时的自动化思考过程的联想加以觉察。当我们坐在屏幕前时，这就是我们的潜意识所期待的。"

但是，治疗性过程的前提条件是"一种平静接纳的状态"（Bion，1962）。弗洛伊德要求分析师"只是听，并不用去管自己是不是把每一件事情都记在脑子里了"（Freud，1912e，p.112），而奥格登（Ogden，1966）描述过分析师和病人之间共同的沉思浮想过程是必需的，因为它在促进他们之间重叠的主体间性体验在潜意识层面的相互作用。

"我想到我在用Skype的时候可能还在做着我想到的其他事情。我发觉自己在想收到的邮件。我认为这个装置的特点就是鼓励多任务加工的。"在想到邮件之后，就立即偷偷摸摸地检查一下电子邮箱，这样做的分析师比我们预计的多。病人也会把程序的窗口开着，邮件来了就可以显示出来。电话被放在桌子上，设了"静音"，但是短信和信息发过来的时候，可以瞥一眼看看。

因为没有在同一空间的共同在场，全神贯注地做事情并且把其他人包括进来的动力可能被减弱。"一起在办公室的时候，你知道另一个人在房间里，而且你知道你们俩在做同一件事。我的家是我私人的家，并不是一个共同的领地。这是我家，我想做什么就做什么。"Sara是一个接受精神动力学训练的心理学家，她在Skype上对我说："我认为[屏幕上的]界限更像是治疗师和我之间的墙。我可以悄悄啃点儿什么吃，或者拨弄一下我的键盘，但是他不一定知道。他知道的一切都是我加以选择后告诉他的，或者是我让他看见的，是他可以从我说话的声音和说的话里了解到的。如果我给自己拿了一杯咖啡，那是我在家里才有的样子；当我跟病人坐在一起时，我不会这样做……这不再是一个共同的空间，所以喝咖啡是没问题的。这不像你和我在一起，我在喝一杯咖啡，而你没有喝。我觉得我是独自一个人喝着咖啡，并跟我的治疗师在计算机上谈话。这是我熟悉的地盘。""而你没有把我算成你地盘里的？"我问她。"没有，不可能。用这样的方式，我也够不到你呀。我不用跟你说，'我把脚翘起来了啊，你介不介意？'没关系的。其他一些正在发生着的事也一样变得不相关了。所以我们的互动在某些方面更加专注了，但是在另一些方面又更局限、更冷了。"

为了努力补偿这种注意力的分散，分析师发现他们把自己"粘在了屏幕上"。"我的注意力高度集中［而非自由漂浮］……集中在小小的屏幕上——你集中注意更多的信号了吗？因为这些局限，你集中注意力的过程更困难了吗？"被"粘在屏幕上"并不利于"开放地迎接从爱的客体而来的任何'客体'的那种心智状态"（Bion，1962，p.36）。这是注意焦点变窄的过程，而不是被拓宽、形成宽大的感知觉网络的过程。"跟我和其他人［在咨询室里］在一起的时候相比，我发觉自己会更费劲地紧盯着她看……当你跟人在一起时，你的思维可以进进出出的……但是在屏幕上时，这就非常困难了。"分析师描述的远程治疗要求的注意力强度跟在分析性会谈中需要的注意力类型是相反的。病人也感受到了这种需要努力才能达成的注意力："我发现在Skype上保持沉默更困难了。"Ajia告诉我，"会有这么多的干扰，以致如果我安静不说话了，你可能会以为我已经掉到宇宙的那一头了。我不得不更敏锐地集中注意力，更加竖起耳朵听，而这些并不有助于思维的流动。"这种紧张的专心致志也许是一种努力补偿的结果，补偿屏幕对屏幕交流自身所固有的被降低了水平的感官体验。心理上"进进出出"的这种形象意味着可以获得前后一致且种类多样、被内隐地理解到的感官信息，需要时就可以自由地拿来用。当分析师确信这种内隐的信息保持在"伸手可及"的状态时，心智会以一种不受拘束的方式，从内在和外在自由进入。"我无法感觉自在，无法放松到只是倾听，只是观察。我端坐在一把直背的椅子上费力盯着屏幕……"使用现代的技术进行治疗，没有这样专注的注意力，就无法保持在场感, 对屏幕的关注需要高强度的注意力 (Essig, 2012a)。没有了进进出出的自由, 分析师的心智被屏幕上了枷锁, 无法在形式和内容、内在和外在之间交替转换。即便分析师关掉视频, 他仍然会受限而紧张地倚赖媒介作为全部的信息渠道, 这远远比不上身处共同在场的咨询室里的那种范围放开了的躯体感觉体验。有一位分析师在琢磨了自己在共同在场的咨询室里工作时和屏幕对屏幕地工作时的两种体验之后, 表明了自己的想法,"我并不认同一种说法, 即如果说在屏幕上有些东西会被'过滤出去', 只要我们多加努力, 就能找到办法把滤出去的东西找回来。我认为它就是不可能具备潜意识参与的那种质地。"

如果分析师没有自由地"梦到病人", 他就不能安全地保持沉思浮想 (Ogden, 2004)。当奥格登写到梦见病人, 他强调的是这种体验的共同性。当分析师以一种独特的认识开始真正地了解病人 (并且病人开始了解分析师) 时, 分析师和病人就会一起参与一种相互关联的体验, 这让病人开始有了存在感。离开和重新联结的能力强调的是一种相互的在场感,"持续存在"的感觉让分析师和病人都放松地进入沉思浮想的可能性。

> 我的[沉思浮想]肯定被打扰了:……进入使用技术装置跟她在一起的状态中, 从整个身体层面上有更多的努力……可是随后, 我可能会有所改变……用一个更大的屏幕, 重新安排了房间, 诸如此类。但是我想这是我试图创造出一些东西, 却更有欺骗性了, 要知道, 我可能愚弄了自己, 让自己以为当她变得更大了而我变得更舒服了, 就会发生一些事, 而其实并非如此。我想象着, 试图提升物质条件……或许会对此加以补偿……但是并不一定能获得你想要的结果——获得一个可以让自由联想式的倾听变得可能的空间……当你跟某个人在一起时……那些线索会被捕捉到, 就好像在你的触角上有纤细的绒毛一样, 但是在屏幕上这就难多了。

上述引文谈及的是把两个方面混淆起来的危险，一方面是强化技术媒介，另一方面是潜在地拓宽并深化病人和分析师之间共同沉思浮想和沟通的能力，包括外显和内隐的层面。在场感的发展让我们能够区分自我和他人，并区分我们的内在世界（我们的头脑中正在发生的事情）和外在世界。跟另一个人在一起时，注意力进进出出，流畅自由并循环往复，这种安全的母婴关系所必需的注意力，与治疗师和病人之间的创造性所必需的注意力，是同一类流畅的注意力（Maclaren, 2008）。这种流畅的循环对于双方联合在一起的部分以及每一个个体自己的内部而言，都是必需的。参与者必须感到可以自由地将注意力转向内部，跟自己交流，同时知道那个"他人"保持着随时可以一起来"做梦"的状态。当在场感被打了折扣时，分析师和病人所失去的不仅是我们赖以生存的、与生俱来的神经心理学过程，还有一个让我们双方都可以重新回来并由此出发而进行创造性探索的安全基地。

沟通："好像在尝试靠大喊大叫来更好地看一个人"

分析师在谈及他们的远程治疗工作体验时指出，沟通的品质跟在共同在场的咨询室里是不同的。"这绝对不一样……闻得到气味……你会更加注意到他们的身体，［比如］他们是不是放松地躺在躺椅上……"他们把身体在一起时的敏感性和知觉，跟身体被屏幕分开时，进行了比较。"在咨询室里……你可以更好地体验身体语言，更多的目光对视，病人更加立体……气味……你可以看到他们是否流了一点点泪：在Skype上，我只能看到一点，但是面对面时，一下子就很生动，所以相比于使用Skype时，在面谈时，你也会更关注那生动的情感……"

Anna在伦敦开始跟一个美国外交官做共同在场的心理治疗。当他被委派到另一个国家时，Anna继续通过计算机见他，直到他被过渡到另一个分析师那里。"主要的不同［是那种］我感觉不到我和他像原来那样在一起。我觉得……如果我们不是早已建立起了深层的联系，我都不确定我们是否还能够在Skype上工作。"Stephen也描述了一个案例，一个之前共同在场的病人把家搬到另一个地区，当他们开始在屏幕上见面时，沟通改变了。他觉得自己再也不可能预见病人重复出现的重要情感转换了："面对面时，我能看出她正攒足了劲儿要蔑视性地攻击我：她有几分气鼓鼓的样子。这一点非常微妙。面对面时，我能感觉到这种张力；除非我们同在一个房间，否则我感觉不到这种山雨欲来的样子。"

虽然很多人并不熟悉具身性的关系的特性或与内隐沟通有关的术语，但分析师仍然注意到并且描述了以下情况："要知道，我没办法捕捉那些线索了，我认为那些是我过去在潜意识层面就可以捕捉得到的。因为我还是跟同一个人在一起，他们的身体语言也是同样的……但是对于我来说，有些东西消失不见了……我感到被某些事物剥夺了——某些重要的事物。"他们觉察到其常态的知觉和沟通的内隐模式受到了某种影响。"我确实认为，当对方整个身体跟你的整个身体在同一个房间时，跟在Skype上是不一样。我想，这里有一种让我们在身体层面跟另一个人保持联结的方式，我们对此是不太能觉察的，而这一点在Skype上是不同的。"Anna详细阐述了这一点，"即使你确实看见了整个身体，我们正在讨论的感受却没有能够出场，例如，左脚有些特殊的晃动。它们不一定是你能看到的。但它们创造出了一种表达性氛围。"即便没有技术的词语来描述他们对非言语、内隐沟通的这种发生了变化的体验，治疗师仍然可以栩栩如生地娓娓道来。一个分析师谈到一段为期三年、一周五次的心理治疗："当我们在同一个房间时……那些感应……心理能量……你知道我说的是什么，好像我们点亮了彼此。我不觉得我在Skype上体验过这个境界。"

在讨论到关于屏幕对屏幕的沟通时，也出现了有趣的感官性比喻："……我可以试着从她的沟通方式中捕捉精细的差别——但是我发现，我不得不说，跟在同一个空间相比，还是好像裹了一层纱。""就好像你试着借助一个错误的工具接近这个人……就好像在尝试靠大喊大叫来更好地看见一个人。"

身体并不在一起，而是使用屏幕对屏幕进行治疗工作，引出的也是二维的主题，而非三维的。治疗师和病人在比较使用屏幕进行的工作和共同在场的工作时，反复出现"单薄"这一隐喻，与"丰厚"的隐喻相对立。Louis 是洛杉矶的一位精神分析师，他观察到："当你用 Skype 做治疗时，尽管有一个人在屏幕上，但那是一个平面，所以如果跟读一部小说相对照，它几乎像是在读连环画。所以，在 Skype 上的体验是更单薄的。"他描述的是在一个二维屏幕上知觉另一个人的感觉，如同具有一种更浅层次的、连环画一般的性质；反之，共同在场时，那感觉起来更像是阅读一部小说，是"全身心"的富有想象力的体验。

现实是和三维对等的："跟病人面对面见过之后，她对我而言更加是一个三维立体的人了……"一位分析师与之前只在屏幕上见过的病人有了第一次共同在场的会谈之后，这样说道。相反，当一位分析师从在咨询室面对面的工作，切换到在屏幕上工作时，她观察到："……好困惑啊，因为她没有跟我在一起，因为这里没有那种肌理，在某种程度上，她对我而言变得没有那么真实了。虽然我了解她，也关心她，以机器为媒介，她就是变得没那么真实了……"更加淡化的在场感与更加弱化的现实感是相联系的，这要求双方更加努力地沟通："我们双方都在竭尽全力地用某种更加单薄的东西沟通。它具有一种更加单薄的特点，但是因为我们彼此了解，彼此信任，这里是有情感的，这就足够了……"

一位治疗师觉得这种稀释了的联结起到了很方便的防御作用："我常常有很深刻的反移情反应，比如恐惧或哀伤。在 Skype 上就容易多了：他们〔病人〕很有可能在说同一件事，但是在 Skype 上，他们真正能伤到你的地方少了很多！"这位治疗师感到通过技术媒介产生的联结，相对于他在同一个房间与病人共同在场的体验而言，没有那么即刻和生动，这一点很重要。另一位分析师说："我称之为低热低脂的关系。"

Celia是一位伦敦的分析师，她跟我描述了一位病人，这位病人表面上由于工作任务繁重，而选择暂时把共同在场的会谈变成远程会谈。"她要在好几个工作地点之间奔波，由于筋疲力尽而病倒了，而且发觉难以保证安排好自己的治疗会谈。但是，她继续做治疗的动机很强。那时候，我觉得短期的远程会谈的解决方案可能会让我们喘口气，有空间想一想她有什么样的困难，为什么不能限制一下自己具有自我惩罚性的日程安排。"虽然Celia尽了全力去探讨病人不愿意回到咨询室意味着什么，但是这个病人再也没有重新开始面对面的会谈。她结束治疗了，表面上完成了她想要的治疗，但是再也没有跟Celia见过面。"这个病人选择使用Skype从而降低了我的重要性，这里面有什么东西。我想我和治疗变得不那么重要了。我真的很喜欢她，并且很能共情到她，但也许她和我对彼此都渐行渐远了。这里当然有很多对距离的调整。它是保护性的。我的确很好奇，如果她没有选择使用减弱我们之间联结的Skype，她的治疗会怎样进行到底呢？"

病人也谈到在二维和三维上建立关系之间的反差。Tanya是一位20岁出头的平面设计师，她很有洞察力地把在场的概念和自我与他人的区分联系起来：

　　因为我身体层面潜在的行动被剥夺了，我觉得在使用话语进行工作方面的压力更大了。我说的话是不够的——只靠这些话本身。我们成了去具身化的脑袋。而在同一个房间里，压力很快就起来了，而且我说的话更加基于现实。在Skype上，"三维性"被去除了，三维的事情不是我能操控的事情。我可以操控YouTube*、

---

* YouTub是全球最大的视频分享网站之一。——译者注

Facebook*、Netflix**以及电视。但你不能打开、关上或操控三维空间里的事情。我对三维世界的事更有自信。三维世界强调的是他们跟我是不同的：他们是另外一些人。我越有操控感（就像在Facebook上），你［原文如此］就越有一种错觉，好像这就是你。对我而言，Skype重演了无所不能感。

Tanya在表明她的焦虑，屏幕关系削弱了在场的感受，导致她的自我与他人的区分感减弱，失去了一个提醒物，提示"他人"是另一个有意图的存在者。她解释说，在接受以技术为媒介的远程治疗时，她感觉外显的沟通不得不承担处理关系的全部责任；反之，当共同在场时，她的话语既落在自己身体上，也落在和她处于共同环境中的独立的治疗师身体上，二者构成了一种既外显又内隐的完整沟通。

当Tanya说"在同一个房间里，压力很快就起来了，而且我说的话更加基于现实……我对三维世界的事更有自信。三维世界强调的是他们跟我不同：他们是另外一些人"时，她指的是促进性的治疗性环境所设定的那种对于变化过程的深度而言具有决定性特征，包括治疗性关系。她和上文提及的治疗师都在屏幕关系的局限中挣扎，他们体验到某种东西变得"更加稀薄"了，他们希望借助熟悉感、信任和情感的支持，让这种东西足以得到传递。

---

* Facebook是美国的一家社交网络服务公司，中文名一般译作脸书网或脸谱网。——译者注

** Netflix是一家为多个国家提供网络视频点播的公司。——译者注

弥足珍贵之物

Maria Celano是一位在纽约的社会研究新学院（New School for Social Research）接受训练的临床心理学家。她也是一名精神分析师的候选人，受训于威廉·阿兰森·怀特中心。在整个精神分析训练的过程中，她经历过以电话为媒介的和面对面共同在场的治疗会谈，既有作为一名治疗师的体验，也有作为一名病人的体验，这激发了她对远程精神分析的思考和写作。Maria是从一无所知开始的。对于她而言，使用电话和使用技术媒介相对来说是一样的，尽管她确实喜欢使用电话的免提功能，而且更偏爱麦克风连在耳机上的那种自由。在我们的电话交流中，她告诉我："我已经开始感到好奇，我和分析师的那些电话会谈是怎么影响我和分析师的关系的……尽管在面对面会谈的现场，我也是看不到我的分析师的，尽管事实如此，但是当我们不在一起时，我感到了一种丧失。意识到这一点让我很感兴趣，不，这不仅仅是能够'看见'这个人的缘故。这有关于跟他们身处同一个房间。这里有些事情是看不见的，也不一定能听得到。"

Maria描述了有一次她和一个盲人朋友用Skype对话，这是一个她从未见过面的朋友。"跟一个人在同一个房间，和通过手机、麦克风或其他什么的跟这个人在一起，是有很大差别的。我们发现其中的一个差别是可以够得着这个人的可能性。这是非常有意思的，因为尽管我并不需要碰触我的治疗师——我是在界限上相当清楚的一个人——但是我跟她在同一个房间，她是够得着的这个事实［是重要的］。当一个人是活生生的，而且是面对面的，他们更容易接近。"她补充说，当"我们都在有同样家具的同一个房间里，在同一个办公楼里"时，这个共同分享的同一个环境增强了她的在场感。"你知道另一个人在同一个房间里，而且你知道你们在做同一件事。"

Maria敏锐地意识到远程技术对于她沉思浮想的侵扰，既包括她作为一个病人时的体验，也包括她作为一名治疗师时的体验。"在我们上一次的电话会谈中……在交谈中的某个点上，我沉默了很长时间。你看，如果我在同一个房间里沉默很长时间，至少她［分析师］知道我还这儿。我发觉上次我在想，'哦，我得说点儿什么，好让她知道我还在这儿。'不然她在那一头可能会认为我们的联系中断了。我觉得在那个时刻，我需要安静一会儿，但是我不得不照顾一下我的治疗师，好让她放心地知道我还在，这种想法会干扰我想安静一会儿的需求。这会影响自发性，影响抱持的环境。"我问Maria，她跟病人在一起的感觉是怎样的。她沉默了，在思考。因为我们刚刚谈到了对沉默的需求，我更加敏感地不去打扰她的思考。沉默延续着。"喂？"我说。没有回应。我们的电话掉线了。

我重新拨打过去，她带着伤感回应说："好吧，你要知道，那种情况是另一码事……"Maria重新拾起刚才的话题，告诉我，当她跟远程的病人谈话时，"有一点点被强迫的感觉。我一直在想'嗯，会好起来的。我们仍然在彼此交互获取信息。'但是当有一个人在你这里时，你不用这么做。如果我们在一起，我不会有这种感觉，'嗯，无论如何，这会有作用的。'在这一点上，会有一些不自然。你放松不下来。如果你是到办公室跟我分享这个世界上的某些事情，那么会有更多彼此重叠的世界。如果我在这里跟在那里的你谈话，我们谁都体验不到在同一个房间里那样丰富的感觉。当一个人在躺椅上谈论一些事情，重新激活一些事情，这是在分享内在的世界，同时身体也是共同在场的。也许在移情中，身体的共同在场让所想象的和所激活的事情，比在电话中更加真实。它确实让你不仅仅用脑袋想事情。现在，当我说着话的时候，我并没有想象你在这儿跟我在一起，我在想象的是你在电话那头。人们说，因为电话上的谈话可能更加把真实的事情排除在外，所以当移情受到的污染更少、过程更纯粹时，它与真实生活的联系也变少了。"

Maria提出了一个非常吸引人的想法。她引用温尼科特的话，说道："远程会谈时，你无法在另一个人在场时独处。因为你需要努力集中注意力，注意焦点变得狭窄，那种'在'的体验就被缩小到一个小盒子里了。那样会更加把注意力集中在言语交流上，而且变得没有那么丰富了。"Maria指的是温尼科特提出的具有悖论性的概念，即婴儿在另一个人在场的情况下发展出独处的能力。正是这样的能力，可以让人安全地变到未整合的样子，只是自然而然存在，不用对外部的冲击采取行动或再度反应。这种体验到可以独处的状态，只有当妈妈在场而婴儿感觉自己安全的时候才会产生。它带来了感到真实的体验。对于成人来说，它和感觉到放松是吻合的，而且它也是精神分析性治疗中必需的发展过程（Winnicott, 1958）。Maria提出，她使用远程技术而体验到的努力和自我觉察混合着被减弱了的在场感，妨碍了沉思浮想和自由联想所必需的放松的安全状态。

分析师在对远程技术媒介进行的著述和讨论中常常引用这个观点，即在视觉缺失或减弱的情况下，分析师如同盲人，以一种强化的方式对其他感官线索进行更多的调谐（例如，Carlino, 2011；Hanly & Scharff, 2010；Scharff, 2012），我请Maria对此做出评论。她这样回应：

> 不，我不同意。对于盲人而言，事情变得更加突出，这在电话或Skype中并没有出现。我的注意力更加狭窄地聚焦在我们说了些什么上。把这种情况比作"就像盲人一样"，这种说法让我不自在。我会觉得，在电话或Skype上，我并没从声音中得到同样多的东西。我得更加努力。我得使劲儿。当我跟某个人在一起时，我能够察觉周围所有其他事情的丰富性，但是如果它被技术媒介过滤了，沟通没有那么丰富了，身处这种局限之中，我费尽心力。正是因为我知道你不在现场，我感受不到你的存在，所以变得没有那么丰富了……也许你的声音并不像我们在一起时那样意味深长了。它仅仅是声音而已。我不知道是不是因为我没有视觉，我就能从电话或Skype上获得更多。

　　我跟她都想弄明白，提出那种在她看来相当简化论想法的分析师，是否把使用远程技术做心理治疗时需要的被强化了的聚焦和集中注意力，与使用代替性感官而提高的知觉的敏感性混为一谈了。在共同的环境中，以全方位的方式注意周遭事物，和非常努力地捕捉经过远程技术过滤而被窄化的线索，二者之间是有差异的。

　　"我是一个'现场演出'的铁杆粉丝，一个需要'高保真'的铁杆粉丝。"Maria 跟我说。"我知道使用媒介进行远程沟通肯定是不一样的，而且我知道我更喜欢面对面。我对这种差异的性质很感兴趣。了解在场意味着什么是很重要的，因为这是弥足珍贵的东西。"

在空间中移动："关掉计算机不是一段旅程"

　　能动性、在空间中的移动（movement in space），是在场和体验自我感的关键特点。它促成了对内在世界和外在世界的区分。作为一位哲学家和舞蹈学者，Maxine Sheets-Johnstone（2011）提出，我们是通过"移动的首要性（primacy of movement）"来发现自己和外在世界的。我们对自己具身的体验来自我们有能力动，从而在空间中存在和移动，不断地变换我们和这个世界相遇的知觉和本体感（Meissner, 1998a；Riva et al., 2006）。但是，在空间中的移动，包括有目的性地前往咨询室和离开咨询室，也包括身处一个共同的环境，这些在屏幕之间的连接中并没有发生。是的，在个体的范围里是有动的，例如，握着并操控计算机的鼠标［这一点被心理学家 Anne Curtis（2007）类比为使用自闭性感觉的客体（autistic sensation objects），是自动产生和自我抚慰的］；但是，这里没有一种移动，即自我没有在 Giuseppe Riva*（2008）所称的"通过感受而来的在场（presence-as-feeling）"里的移动，这使得与他

---

* 研究媒介技术影响的心理学家和研究者。——译者注

人在共同的外在世界中一起实施行动受到了损害。

"到一个地方去，你不得不在空间中移动，而打开Skype让人困惑，因为那不是你到一个地方去的方式。建立联结的努力被拿走了：这让你认为你不需要付出努力。"说起自己的远程会谈时段，平面设计师Tanya这样说。在另一次交流中，Lucy也有此共鸣，"关上计算机不是一段旅程……因为没有目的地……"

这种目的地的缺失，这种对在空间中移动的可能性的剥夺，降低了跟外部客体在共同的空间和时间框架中一起有目的地行动的体验。我们看到在人机互动、认知和神经科学、婴儿研究以及精神分析领域，很多研究者都同意自我的浮现倚赖这个过程。Lucy解释了她作为一名病人的感受：

> 相比面谈，要留存在Skype会谈时段中发生的事情更难，因为那里没有要走一趟的旅程。我发觉往返咨询室的路程对于保持、内化会谈时段的内容是一种重要的帮助……Skype把你的治疗剪短了。你用在路上的时间被剥夺了。专门留出一段时间来思考起不到这个作用，因为这是由你来定的。我喜欢在面谈中你别无选择这个事实：也就是你不得不从你的治疗师那里离开，走人。你也许不喜欢这个旅程，也许感觉得到了解脱，但不论是哪种情况，你都不得不这么做……而在远程会谈后，你或许想通过留出时间，给自己创造出一个这样的过程，比如出去散散步，或者开车兜个风，但与面谈相比，它不是一件非做不可的事。它是仿造的，是一种模拟……接受要离开咨询师的路程而且它不是由你控制的，这是一个重要的学习曲线。在Skype会谈时段之后，如果你想要这么一段路程，你得自己创造一个，我不喜欢这样。这样没有目的地。你在自欺欺人。在一段真正的会谈完成之后，当你要回家了，你知道咨询室不是你的家。[离开一个Skype会谈时段]就好像是剖宫产，而不是

自然分娩。

治疗工作并不只是在会谈时段的框架中完成的。准备进入会谈时段的时刻和结束会谈之后的时刻也都是重要的空间。分析师和病人都承认，在计算机上的会谈与需要走一段路程的会谈之间，在参与、反思、消化和巩固等方面的感受中，都存在固有的差异。"我的病人告诉我，因为有'过渡'，去到那里要花时间，尤其是离开要花时间，因此她更喜欢来做面对面的会谈。"Catherine 说："她会尝试在之后走一走，想一想发生的事情。"

"当你的治疗师只有一键之遥时"，使用计算机的易得性代表了一个自相矛盾的悖论。建立连接的速度和便利性未能再现于为在空间中移动而付出的努力所带来的有意义和有益处的东西。"点一下鼠标，你就被召唤出来了；用同样的方式，你又被关掉了。"Stephen 说："他呼叫我，他就在那儿了。要知道，Skype 的呼叫铃响了，你接起来，马上就有了那边一个人即刻的影像……"

"身体是重要的。"托德·埃西格（在一次私人会谈中）说过。他引用雅虎年轻的首席执行官 Marissa Mayer 的话，她禁止远程办公，因为她觉得让所有的员工在身体上聚在同一个屋檐下，会提升沟通、协作和工作的质量。"来办公室的不方便是重要的。是的，这会赶走一些人，但是这种不方便增强了做出承诺和建立联结的体验。让这件事变得更容易，却没有使它变得更好：它仅仅是变得更容易而已。"

在空间中有意图地移动着，对于身处咨询室的任何一方所做的内在工作都有影响。我们行动和在空间中移动的具身体验越丰富，它对我们的知觉和意识的影响就越深远。动，对我们在世界上存在的感受而言是固有的，不仅仅是在根本上与我们具身的观念和表征有联系：可以这么说，动锚定了思（Hannaford，2007，p.109）。它是学习、思考和心理过程中不可或缺的组成部分。

病人不仅会移动到咨询室，动身离开咨询室，而且也身处咨询室之中，他们选择在咨询室中待在哪个位置，也有十分重要的意义。病人随其意愿，自由使用咨询室空间中的位置，对此做出分析是十分有成效的。在咨询室中，病人把自己安置在哪里，以及他们怎样动，对咨询关系的进展和治疗中的变化过程有重大意义。我清楚地记得我的分析师搬到一个新的咨询室。新地方比她之前的咨询室大好多，而且里面有一张躺椅、一张双人沙发、一张贵妃榻以及好几把椅子。我站在门厅那儿，愣住了，盘算着我该往何处去。我转而问了她这个问题，她挥手画了一个大圈，回答我说："随便你喜欢。"能够如此自由的可能性带给我的影响是巨大的，而且我开始实验这个新奇的观念，按照我的需要和愿望安置我自己。使用屏幕的精神分析没有在共同的空间中动的可能性，而且没有机会让分析师观察病人时时刻刻是如何选择使用空间的。"在一个共同的咨询室空间里，病人有可能探讨和发现它的安全性如何。"Anna说道："屏幕上的精神分析极大地限制了探索的可能性，比如从椅子上移到躺椅上，或者坐在不同的地方——在空间里的移动。"

怒气冲冲的病人会在处于共同环境的会谈中愤然离去，和在Skype会谈中只是把连接切断了相比，分析师对于其不同性质和意义进行了讨论。"退出的容易程度确实造成了问题：轻轻一关，就退出了会谈。"一位波士顿的精神分析师Charles说道："而走进一个房间和离开一个房间是需要勇气的。"有些人提到，因为Skype的连接可能不稳定，有些病人可以"有意制造事故"，切断连接。Celia猜测，她那个消失不见的病人就是这样，"或许对有些人而言，开一下和关一下，与要出去一趟见某个人的过程，就是不一样。"一位分析师给我讲了她的一个长程高频的分析案例，病人住在离她千里之外的地方。经历了一段尤为困难的治疗时期，这个病人点了一下鼠标，就把分析终结了，随后发来了一封邮件，说他结束分析了，而且拒绝任何进一步的联系。这位分析师觉得这样的见诸行动，在共同的咨询环境中不大可能发生。

要去一趟的旅行意味着分离的潜在可能。Turkle指出（2011, p.173），在一个人人都"永远在线"的文化中，对于被技术"拴住"的一代而言，要与父母分离，并且过渡到成人的独立，是很有挑战的。温尼科特把独立分开的自我（separate self）的早期开端描述为获得了"单元体状态（unit status）"。在那种状态中，婴儿可以识别自己是一个完整的人，参与内在现实和外在现实之间持续的交流过程。这对病人同样适用。他假设，通过母亲/治疗师对婴儿/病人的共情，婴儿/病人能够将之内化，从而在由依赖到自主的移动过程中，感觉自己是安全的（Winnicott, 1971a）。挫败和分离是这个成长过程中固有的。温尼科特描述，足够好的妈妈从一开始几乎完全顺应婴儿的需求，渐渐地，根据婴儿耐受挫败和分离的能力，再减少主动的顺应。"对婴儿需求不完全顺应，这让客体真实起来"（Winnicott, 1975a, p.238）。正是自我的发现和在场体验让我们能够植根于现实，而分析师在这里要帮助病人发现的就是自我感和现实感。

关于沟通，温尼科特写道："当客体从被主观知觉的客体变成被客观知觉的客体时，沟通的目的和方式就发生了变化，至少儿童开始逐渐脱离作为一种生存体验的无所不能感"（Winnicott, 1965, p.181）。不需要在现实空间里走一趟，只需要"敲一下开关"，这减少了现实感，减少了真实的联结感。如果我们在场的感觉以及对自我的具身体验取决于我们在空间中有目的性的移动和行动，那么技术媒介连接的瞬时性特点就挑战了我们通过进化得来的感官感觉。

> 在这里，我们走向了一个可能被看作意义（signification）漂浮的世界，也就是说，在这个世界里，语言和正在进行的实际活动之间的关系是模糊不清的，即便两者相关。这个新的漂浮世界就是由在场感匮乏的不断扩大促成的。（Gergen, 2002, p.235）

如果因为缺少身体层面走一趟的旅程，而强化了非现实感，并打破了

"我（me）"和"非我（not-me）"之间的分离，那么借助技术媒介的远程沟通的那种"随时随地"的特征也带来了同样的问题，病人会在他们的车里跟分析师谈话，分析师外出开会时会把病人带到酒店的房间里。

> 我们可以自由地在任何地方工作，但我们也容易在每个地方感到寂寞。有种令人意外的扭转，不间断的连接反而导致了新的孤独。我们转向新技术来填补空虚，但是当技术向上爬升时，我们的情感生活下滑了。（Turke，2011）

当治疗有可能被各种各样的环境因素打断时，能够保持治疗的连续性当然可以变成一种获益，与此同时，另一种获益在于对是否分离以及分离之后的感受进行的探讨。病人和分析师确实会生病，或者不可避免地因为个人原因而离开，就像妈妈在不能对她们的小宝宝因饥饿而哭泣做出反应时，得让他们等上一会儿。客体来了，客体走了，这产生一部分被内化的内在联结和复原力的感觉。这常常是治疗中最为珍贵的部分。

永远都没有机会试探那些间隔（gaps）的病人不会经历Groststein所说的"空间的洗礼"，就永远不会发起分离和真实联系（关系）的过程。如同Lucy所说的，"我喜欢这种你别无选择的事实：你不得不从你的治疗师那儿离开，走人。你也许不喜欢这个旅程，也许感觉得到了解脱，但是不论是哪种情况，你都不得不这么做……"永远连接在一起的错觉只不过是一种错觉。只有经历了分离，我们才会体验到对客体一往情深的想念。伴随着思念，最终产生的是承认所失去的那部分的价值，以及承认与所失去的那部分的连接。一系列的连续性在内部建立起来了，这种连续性与持续存在的在场感是共存的。

在空间中移动这个主题，与之前使用环境的主题是有联系的，而且也如我们将要看到的，与下一个主题——潜在可能性——也是连在一起的。

潜在可能性：亲吻还是踢踹

在温尼科特晚期的文献中，有一篇提到了"对一个客体的使用"，以及对客体现实性的理解上需要一个对立面（Winnicott, 1969）。他区分了他所谓的"客体相联（object relating）"，意指把客体作为"主观性客体"（"一大堆的投射"）来建立联系，以及"客体使用（object-usage）"。他写道："客体如果是要被拿来用的，在作为共同现实的一部分的意义层面，它必须是真实的"（1969，p.711）。他强调这种能力既不是与生俱来的，也不能把它视为一种理所当然。这种使用客体的能力的发展，是个体在一个足够好的促进性环境中走向成熟的一部分。他这样描述在使用客体方面发展的失败：

> 带［到咨询室里］来要修补的是最令人讨厌的早期阶段的失败。从客体相联到客体使用，这中间发生的是主体把客体放在主体的全能控制范围之外。也就是说，主体把客体知觉为一个外在的现象，而不是一个投射性的实体，实际上认识到客体是拥有自己的主权的一个实体。（p.712）

温尼科特指出，当客体被知觉为处于主体全能的控制之外时，主体就体验到了客体的现实性。这个过程是经由主体体验到对客体的摧毁，而客体能在这种摧毁中存活下来而发生的。他进一步阐述了他使用的"摧毁"一词，当把它用在一个婴儿身上时，是一种"渴望"（所以，这跟愤怒无关，它是混合着爱与冲突的驱力），因为他意识到破坏性这个想法是多么难以接纳（Winnicott, 1989）。他进一步详细说明，"在这至关重要的早期阶段，个体的'破坏性的'活性单纯就是一种活着的征兆而已"（p.239）。"……在'主体与客体建立联系'之后，出现的是'主体对客体的摧毁'（当它变成了外

在的）……"（Winnicott, 1969，p.712）。正是由于主体认识到母亲/治疗师
处于主体全能的控制之外，能在破坏性的打击下（包括潜意识的和幻想层面
的）存活下来；而且正因为客体可以存活下来，它才被知觉为完整的、分离
独立的和外在的。

　　在我们当下讨论的发展阶段，**从发现外在性本身的意义**来说，
主体在创造客体，而且必须补充一点：这个过程取决于客体存活下
来的能力。（重要的是这意味着"不去报复"。）如果这些事情发生
在分析中，那么在病人摧毁性的攻击中，分析师、分析性的技术和
分析的设置一起面临着要活下来还是活不下来的情形：这种破坏
性的活动是病人在试图把分析师放在自己的全能控制之外，也就是
说，放在外面的世界中。如果没有这种最大限度的破坏性体验（客
体不被保护），主体就永远无法把分析师放到外面去，并且因此永
远都不过是一种自我–分析的体验，只是把分析师当作主体一部分
的自我投射而已。（1969，p.714；粗体是本书作者示以强调的部分）

　　在"屏幕关系"中，病人永远无法真实地检验分析师存活下来的能力。
病人能"想象"的对分析师的破坏（通过热切的爱或恨）程度被束缚在屏幕
的屏障之中。无论屏幕提供了什么样的"等效性"时刻，这样的时刻不可避
免地会被意识到这是一种模拟，从而自动地限制了潜在可能性。因此，远程
沟通媒介的局限性提前关闭了对客体使用的可能性。

　　一位来自澳大利亚悉尼的分析师Patrick告诉了我一个故事，关于一个
他搬家之后开始以计算机为媒介来进行会谈的病人：

　　这个病人在Skype上表达愤怒很有困难……这很遗憾，因为如
果他还能够继续接受面对面的治疗，分析真的会向前推进。[这是]

因为面对面时，我有能力看出影响我们双方的每一个愤怒的情形。当他爆发的时候，我需要对他非常体贴和耐心，而且要好长时间才能让他平静下来，然后去思考他的轻蔑和暴怒是为什么。感觉好像Skype上有点儿什么东西，让这一点变得不可能发生了。

Patrick猜想病人需要与他同处一室，既见证他的攻击，又能在攻击中活下来，而且可以保持思考。屏幕对屏幕的沟通，意味着病人无从真正地检测到他的暴怒有没有把分析师毁掉，或者让他抓狂。屏幕固有的"保护性"消解了病人对治疗师潜在的影响。于是Patrick把病人转介到一位他可以与之面对面工作的分析师那里了。

确实，在分析师和病人之间的信任和考验是很重要的方面，尤其是对于曾经历过信任被破坏的病人来说。Ellie的第一段分析在她的分析师试图吻她的时候，灾难性地结束了。她告诉我，那些共同在场的会谈"显露出我的分析师的脆弱性和我的力量，这样的经历在Skype这样非身体层面的体验上，是永远不可能发生的"。在共同在场的情况下，危险不仅仅是幻想，在咨询室里碰触的可能性具有非常真实的意义和后果。病人失去了在分析师在场时体验到真实的安全性的关键过程。Ellie提醒了治疗双方被屏幕分开带来的后果："Skype实际模糊了治疗师在专业上犯错的可能，同时它也可能增加了他未经现实检验的幻想。"她告诉我，"你可能会想，嗯，行啊，这肯定是一件好事。但是结论别下得太早。好的治疗师选择通过划定身体界线的方式成为专业人士。但是Skype强迫治疗师划定了身体界线。因此，病人永远不可能有机会观察到治疗师在选择创造一个安全的环境，并且不因冲动而行动。"在屏幕上，分析性的约束是不可能有的。在屏幕上不去吻对方，和面对面时不去吻对方，是不一样的。

来自伦敦的分析师Anna考虑的是在远程会谈中，有些病人用床来代替躺椅。

他们不是**真实地当分析师在场**时躺下来的。那对我来说几乎是倒错的……因为信任的品质恰恰是因为这里有另一个可能触摸到你的人，这个人可以站起来并且做点儿什么……而在这里，你不用冒险，没有那种要走进来并躺下来的、由身体上的脆弱性带来的风险。那种风险永远不用面对，永远感觉不到。它们一直都处在控制之中。幻想你能通过你脑袋后面的镜头重新创造出那种［风险和脆弱性］，那绝对是疯了。

然而，我决定把风险元素放在潜在可能性的范畴之内。温尼科特所描述的是更加深入和更关键的体验：把客体知觉为有其自主性和生命，能够在主体潜意识幻想的不断破坏中存活下来，这种体验让主体获得了一种"单元体状态"。

Will是一名在石油工业领域工作的地质学家，他周期性地要去油田工作。他的分析已经快过第五个年头了，在分析中，当他离开家工作时，会使用技术媒介进行远程会谈。"我总是感觉如果一个人了解我真实的样子，他们会非常震惊，而且可能会抛弃我。为了修通这一点，面对面见我的分析师是非常重要的。在屏幕上不是一回事。我需要看见他跟我面对面在一起时不退缩，不害怕我，或是不嫌弃我……他不需要用Skype的保护才能跟我相处……并且跟我待在一起。"

在屏幕上，跟破坏一样，对爱的幻想也没有做出行动的可能性。一位分析师谈到她从未见过面的外国病人时说："［病人］会谈到她想要拥抱我，而且永远也不松开……她也谈到无法闻到我的气味，以及我用了什么香水。"

"当你共处一个物理空间，即便不付诸行动，但那里一直有可以触摸对方的可能性，无论那意味着亲吻还是踢踹。"那个年轻的平面设计师Tanya这样指出，"当不在一个共同的空间时，所有身体层面的可能性都被拿走了，但是对治疗来说，重要的是具备这种可能性，却不见诸行动。"我们可以把

Tanya对于在同一个空间里的身体上的可能性的想法，与温尼科特关于发展性需要的概念相比，后者指需要把主体放在客体全能的控制范围之外，被识别为一个独立的实体。我们会看到，这个概念也跟人机交互的研究者所描述的社交在场感（social-presence-as feeling）有关，是在外部世界中，对一个正在实施行动的人（an enacting other）不借助任何媒介而来的知觉。我不认为那种"单元体状态"，把客体作为一个分离的独立自主的实体来知觉的能力，能够不用通过生理的、有意图的身体在各个层面的互动而发展出来，既包括外显的也包括内隐的身体层面。一个病人说："对我来说，游戏具有一种生理上的元素：在Skype上，你没法恰如其分地玩起来：那种潜在的可能性被拿走了。"注意到温尼科特（Winnicott, 1969）的告诫是很重要的，他说如果一个主体永远都无法把客体放在自我的体验之外，那只会是一种"自我-分析"。病人参与的是一种类似伪分析的"仅仅源于自我的喂养［过程］"（p.71），而非实际上使用分析师来养育。病人也许很享受分析的体验，但是不会发生本质上的改变。

有人（Allison et al., 2006；Calino, 2011；Suler, 2006）沿用温尼科特过渡现象的想法，提出虚拟空间的概念可以被看作一个"过渡空间（transitional space）"，是一个位于内在世界和外在世界之间的领域。我认为在赋予"数字空间"这个作用之前，我们需要非常小心，无论它最初看上去多么富有诗意。温尼科特（Winnicott, 1975a）把使用过渡性客体的阶段视为一个中间阶段。在这个阶段里，婴儿在足够好的妈妈的帮助下，将内在世界和外在世界区分开来。这来自将过渡性空间用于创造性和游戏的领域，但是对这个空间的协商谈判过程取决于幻觉逐渐破灭的过程。婴儿发现自己不是全能的，而妈妈是一个"另外的人"，发现了有一个我和一个非我。这个过渡性客体被当作一座桥梁，将主观性的现实和共同的外在现实衔接起来。讲到这里，为了能够停留在温尼科特所指出的第三领域（the third area），即创造性和象征的领域，必须有一种对于内在现实和共同的外在现实的体验。接受现实的过程对于任何一个人而言，都是一个持续终生的任务，而且谁都不能摆脱将内在和外在现实联系起来的张力。温尼科特把精神分析视为一种高度专业化的游戏方式，服务于跟自己以及与他人之间的沟通（Winnicott，1971b，p.41）。咨询用的游戏室的重要性在于，这是一个共同的空间，既是真实的，又是想象的。在这里，病人可以开始区分什么属于内在世界，什么属于外在现实。

前面提到的这些病人，从Patrick的病人（那个需要在现场看到分析师在自己的愤怒中可以存活下来的病人），到Tanya（那个谈及需要亲吻或踢踹的可能性的病人），生动地说明了如果你永远无法离开这个中间领域，你就永远无法检验现实，而在主观性的全能的领域里，对现实的检验就更少了。Tanya哀婉痛切地渴望一种感受到他人的现实感，而且当她没有真正地落实在咨询室里，在治疗师在场的现实中时，她对自己所感受到的全能感很焦虑。

"你撞到南墙了。"Hannah说。她是一位培训和督导分析师、作家以及教授。她使用远程分析治疗过3个病人。其中一个住在国外，她从来都没见过那位病人。这个分析做了5年多。"在分析中，你们向前推进着，大部分感觉起来也很熟悉。这里有移情和反移情。有些时刻充满张力，有些时刻很无聊，有些时刻产生领悟。而然后呢？有些事发生了。你就是撞到南墙了，并且你再也深入不下去了，一点儿都深入不下去了。我发觉自己想要更多地亲眼见到我的病人，那两个生活在这个国家但是离得很远的病人。我从来没见过面的那个病人……嗯。他的分析结束了，而且他觉得他得到了帮助。但是缺了点什么。那些真正联结的火花。你撞南墙了。我曾经对Skype治疗期待甚高。我曾经觉得我们或许可以够到那些不太容易够到的人。可现在再去这么做的话，我会觉得不自在。"

弗洛伊德写道："对任何一个缺席的人，或一个仿真肖像，你说的或做的一切都不可能毁掉这个人"（Freud，1912b，p.108）。他谈的是在咨询室里关于鲜活的体验和当下的即时性，这是现实。我们向病人提供我们自身，让病人可以借此修通他们自己内在的损伤和体内的不和谐。当治疗双方以仿真肖像的方式呈现彼此的时候，真实和持续的变化还能在缺席的时候产生吗？当参与双方都必须时不时地忘掉这个证明他们没有在一起的屏幕的时候呢？当分析师不是因为真正在场而存活下来，不是在没有保护性遮盖中思考，不是作为一个独立的主体在三维空间具身性地存在，会怎么样呢？活在这个世界上，做出选择，对他人和我们的环境产生影响，我们的这些能力不是一种抽象的理论上的体验。它是我们在生命中体验到的一种实际而具身性的现实。

这样一个目的在于建立一种真实的自我感、一种现实感的过程，却要通过一个创造出模拟情境的媒介来传送，那么参与这样一个过程究竟意味着什么呢？Turkle（2011，p.287）说："模拟常常是因为要练习真实生活中的技能——比如要成为一个更好的飞行员、水手或者赛车手。但是涉及人类的关系时，模拟会让我们陷入困境。"尽管看起来确实有可能"暂时当真（suspend disbelief）"，拿出足够的"想象、愿望和注意力"，从而参与远程治疗工作，但隐藏的对模拟在场的觉知，以及潜在可能性的过早丧失，都不可避免地限制了情绪互动的质量以及深层心理改变的真实可能性。

第 三 章

勾勒数字前沿

自从1951年Saul在题为"关于使用电话作为技术性帮助的说明（A note on the use of the telephone as a technical aid）"一文中写出了他的审慎态度，精神分析师就一直在探索如何恰当地使用发展中的沟通技术问题。50年之后，Aronson编辑了有关这个主题的重要文献集——《心理治疗中电话的使用》（*Use of the Telephone in Psychotherapy*），在其中，她观察到：

> ……有关病人和治疗师之间使用电话接触的治疗性意义，一系列的考虑都滞后于实际的应用……有关这个主题的文献缺乏，同行中开放的讨论缺失，在本科生和研究生的训练项目中很难获得这类信息，以上原因让我把这些章节集结成此书。我希望，对于心理治疗中日益增多的对电话的使用，在理解其实际的、理论的和技术的意义方面，这个努力可以让专业人士心中的迷雾消散一些。（Aronson，2000，p.xxv）

同时，在21世纪伊始，通过诸如Skype之类的免费互联网服务，"可视电话"出现了。网络摄像头被集成到笔记本计算机、台式计算机以及后来的手机中，于是任何人都可以借助互联网连接实现以计算机为媒介的音频-视频沟通。这里有一种流行的未经证实的文化基因（meme），在数字技术时代成长起来的"数字原住民（digital natives）"很容易把技术上迅速的变化和升级全部纳入日常使用中，他们的思维和心理加工都与"数字移民（digital immigrants）"非常不同*（Carr，2011；Prensky，2001）。不可避免地，这些技术的进步已经被带进咨询室，既是病人拿来讨论的材料，也是病人和从业者共同使用的沟通媒介。正如 Hill 于 2000 年在 Skype 还没有出现时预测的那样，"这和死亡、税收以及有控制的医疗保健一样，以计算机为媒介的治疗正在到来，我们需要开始对此有所讨论了。"

借助技术媒介的远程沟通最初运用于工作场所，但很快就出现在家庭中，它在四个主要的趋势上影响着家庭沟通样貌的改变：沟通的风格、沟通的基础设施、沟通的可能性以及沟通的成本模式（Kirk et al.，2010）。沟通设备的聚合，让使用者把家里的计算机或者手机视作多样化沟通的手段之一。在电信基础设施上的巨大投入，使国际上绝大部分人口都可以使用互联网。视频沟通（摄像头和麦克风）作为标准配置被集成到计算机中，而数据交换的低成本或免费模式让个体使用者也能承担其费用（Kirk et al.，2010）。所有这些技术上和经济上的转变，使得音频-视频的沟通这个曾被认为只在科幻小说中的未来世界里才会出现的东西，已经广泛进入我们的日常生活。

正如 Aronson（2000）所引述的那样，相较在治疗中使用电话的实践而言，对其治疗性含义加以认真考量存在很大的滞后，而使用音频-视频的精神分析和心理治疗也是如此。以计算机为媒介的会谈已经变成了用于治疗的经常性的附属手段，甚至越来越多地成了治疗中主要的或唯一的沟通方式（Carlino，2011；Fishkin et al.，2011；Neumann，2012；Saporta，2008；Scharff，2012）。病人-治疗师的移动性、工作要求、疾病、对家庭的承诺、远程的地

---

* 数字原住民指在 21 世纪数字环境中成长起来的青少年，因为他们的全部生活都被数字玩具和工具所包围，随时使用，这使他们的思维模式和学习方式都发生了根本改变。而数字移民与数字原住民相对应，是指接受传统教育，后来才进入数字时代的人，通常是前者的家长或老师那一代人。——译者注

点、当地没有具备资质的专业人士，以及——或许是最成问题的状况——病人和分析师在财务上的考虑［正如精神分析师Ricardo Carlino（2010）指出的，分析师把远程作为"在临床上存活下来的手段"］，都促使治疗双方开始使用音频-视频的沟通来取代面对面的会谈。

> 有相当数量的分析师对偏离经典的模式表现出了很大的容忍度。他们理解相当数量的人，由于生存和/或工作的条件，或暂时性、或永久性地需要通过远程沟通来完成分析。（Carlino，2011，p.9）

远程心理健康学会（TeleMental Health Institute）以一种高调进入的方式，向心理学从业者提供在线的"专业培训"，帮助建立以计算机为媒介的执业实践，宣告"把你的实践带到线上，会有更多来访者和病人，更加方便，更多获益"（Maheu，2012）。这是一种对分析师的召唤，召唤他们回应全球化和"社会-文化的变型"，这引发了一种"新的精神分析的文化"（Berenstein & Grenfeld，2009，cited in Carlino，2011，p.28）。

精神分析师和心理治疗师把Skype会谈作为治疗的一种选择，在他们的网页上列举出来，而美国精神分析协会（American Psychoanalysis Association，APsaA）已经认可了在某些情况下通过Skype进行的远程精神分析。此外，在2009年，国际精神分析协会（International Psychoanalytic Association，IPA）出台了一项新政策，认可在特例的环境下，对分析师候选人通过电话或Skype进行"辅助"的分析（Hanly & Scharff，2010）。例如，对于中国的候选人来说，如果前100个会谈时段是由一位培训分析师面对面做的，就可以使用远程沟通继续后续的分析（Neumann，私人交流，2013.2）。在我写这本书时，对这个要求的修订也在计划中，以便在某种情况下，或许儿童和成人精神分析培训中的个人分析部分也快要可以完全借助技术媒介的沟通来实施。提供完全在线的心理治疗的非精神分析性网站在互联网上迅猛发展,致力于教学和讨论"远程健康"和"远程心理健康"的组织机构亦是如此。美国和英国的保险公司正在接受远程医疗的记账代码。在个人、国家和登记机构的层面,远程治疗的责任、执照许可、报销和保密性都是被激烈争论的议题(Hanly & Scharff, 2010)。

10年前,Zalusky(2003)就使用电话进行精神分析的主题写道:"电话分析之所以如此富有争议,是因为它几乎总是代表治疗层面的妥协,而且正因为如此,它天生就是冲突的。它从来都不是被选择的治疗"(p.14)。2014年,不仅电话分析或电话治疗有时成为"被选择的治疗",对于借助技术媒介沟通的治疗,也有日益增多的从业者怀着满腔热情表示欢迎。

远程治疗的增加已经在精神分析群体中引发了相当大范围的反响。这些反应的范围从明确肯定远程会谈跟在共同空间的会谈没有区别(Fishkin & Fishkin, 2011;Fishkin et al., 2011;Scharff, 2012;Snyder, 2009),到主张远程会谈不是精神分析(Argentieri & Amati Mehler, 2003)。

精神分析师、福布斯网站作者埃西格(Essig, 2013c, 2015)指出,为了适当评估远程会谈的得失,我们必须先接受它跟共同在场的心理治疗是大大不同的。他警告说,当我们仅仅把在共同空间的临床技术和传统理论输出到线上,我们就处于一种把当代技术理想化的危险中,只看到其积极正向的所得和改善。海德格尔(Heidegger)*在1966年就提出了同样的警告,那时他写到,即将来临的"技术革命的浪潮",可能"如此吸引人、令人心醉、让人赞叹不已,以致它会蒙骗人们,也许有一天,计算性的思考会作为唯一的思考方式,被接受并被实践"(p.56)。在他看来,"冥想式思考(meditative thinking)"的能力是我们人性的核心,它可能会在这种急躁冒进的发展中被牺牲掉。

---

*马丁·海德格尔(*Martin Heidegger*),德国哲学家,存在主义哲学的创始人和主要代表之一,其代表作有《存在与时间》《形而上学入门》等。——译者注

与此相反，那些对技术变化的步调感到不适的人们，可能在焦虑不安地与技术提供的获益保持距离。随着交通和电信发展的推进，世界变得越来越全球化，使用技术媒介远程沟通的潜在好处是显而易见的。在澳大利亚的商务人士可能会跟法国的同行召开视频会议，身处纽约的祖父母可能会跟在日本的孙辈用 Skype 交流，在巴西的学生可能会跟在英国的导师"见面"。就我自己的状况而言，我跟在伦敦的儿子、在纽约的女儿保持着联系，跟我遍及美国、英国和中国的朋友、同行、学生和督导生保持着联系。

病人和治疗师很自然地嵌入更大的社会，这个社会在变化，技术在发展。他们的流动性比以往任何时候都强，而这种流动性可能会危及治疗的连续性。为了保持治疗的连续进行，在电话使用日益增加之后，精神分析师已经选择使用 Skype 了，如若不然，与工作相关的旅行需要或者家庭的搬迁会打断治疗（Carlino，2011；Scharff，2012）。另外，Skype 也被用于当病人生病而无法前来会谈的时候，当大学生回家或回学校的时候（取决于治疗是在哪里进行的），或者当病人在居住地找不到合适的执业者时（Carlino，2011；Essig，2012a；Neumann，2012；Scharff，2012）。

有些观点认为，使用技术媒介的远程会谈在临床上是受益的，因为沟通设备与平常不同，有双重设置，可能让移情－反移情的体验更加生动。那些在共同的环境中可能不会出现的议题和幻想，或许在借助技术媒介的远程沟通中更加容易触及（Richards，2001；Suler，2001；Scharff，2012）。安全的距离可能让之前被抑制或解离的情感状态开始出现。这一点被归功于"培养出情感强度的［那种］连续性和免于冲动行为的［那种］距离"（Scharff，2013a）。

［Neville］Symington 的一个被分析者在数年面对面的精神分析之后，不得不去旅行了。Symington 发觉，离开家带来的错位和不得不通过电话进行联系，让被分析者出现了一种之前并没有带到咨询室里来的妄想性移情。（Anderson et al.，2009，cited in

Scharff，2013a，p.65）

也有一些说法提到因为技术媒介的属性，远程治疗有其他特有的好处。分析师说他们能够观察到被分析者对于设置的选择，而这一点是有用的，这是作为早期情绪体验的元素呈现出来的。他们也提议，由于使用耳机，对分析师声音的错觉直接传入被分析者的心中，这让病人对分析师的内化变得更容易了（Hanly & Scharff，2010）。

心理健康领域的专业人士对使用技术媒介的远程沟通的可能性做出了一系列预想，从衔接治疗中暂时的空档、引发其他方式无法触及的精神层面的材料，到为偏远地区提供心理治疗，在那种情况下，治疗双方可能永远都不会"亲自"相见（Fishkin et al.，2011；Hanly & Scharff，2010；Neumann，2012；Snyder，2009）。

屏幕上发生了什么：到目前为止的故事

现在关于使用电话进行的精神分析和精神动力取向的心理治疗有一大批文献（Aronson，2000；Argentieri & Amati Mehler；Brainsky，2003；Leffert，2003；Richards，2001，2003；Rodriguez de la Sierra，2003；Sachs，2003；Saul，1951；Scharff，2010，2012；Yamin Habib，2003；Zalusky，2003）。这些讨论列举了为什么选择电话继续治疗，包括地理上的搬迁、疾病、出差旅行、危机干预以及对亲密的恐惧。他们考量了选择使用电话的移情-反移情动机，使治疗可以继续下去的积极方面，如若不然，联结有可能被打断，有些在咨询室内不会谈及的议题有可能是在电话中带来。有些人认为，感知被剥夺会增强亲密性（也就是说，声音直接传入耳内）（Scharff，2012）；有些人则认为它削减了交流过程中的所有非言语方面，折损了分析师和病人双方的能力（Argentieri & Amati Mehler，2003）。

事实上，在他们的描述中，有些文献把使用电话和视听技术的沟通合二为一了，仿佛这一个仅仅是另一个的延伸，只是在听觉之上添加了视觉的元素而已（Scharff, 2012）。在彼此分开的单独环境中，使用技术装置进行远程工作会对治疗有怎样的影响，这些文献对此做出总体评估时，讲述了很多有益的方面，但是它们没有检视两种媒介独有的特性和固有的区别。虽然它们可能比较类似，但是把视听沟通和电话沟通视为一回事，是过分单纯的看法。

阿根廷布宜诺斯艾利斯的一位精神分析师Carlino（2001）写了第一本有关远程心理治疗的书——《远程精神分析：临床中使用沟通技术设备的理论和实践》（*Distance Psychoanalysis: The Theory and Practice of Using Communication Technology in the Clinic*），他在这本书中全面概括了"远程沟通"的所有方面。在这本开创性著作中，Carlino认为，在这个技术快速发展的世界中，精神分析已经在治疗中使用远程技术来沟通了，而且他们需要吸收这些变化，并发展出用于执业实践的框架，随着全球化带来的移动性和技术带来的影响与时俱进。他涵盖了在治疗中可能使用到的从同步到非同步的技术设备的沟通，包括电话、网络文字聊天、电子邮件和音频-视频媒介。他在假定这种形态的治疗不可避免的前提下，全面讲述了在咨询室内使用远程技术的必要技能，并且提出远程精神分析的技能理论。他讨论到隐私和保密的议题，尤其是跨越国境和地区的从业实践可能带来的合法性、纳税责任以及潜在的使用技术媒介犯罪的可能性。

Carlino对于"在场"的这个概念的态度，是认为它不再是有关身体靠近的概念。他提出，这实际上有助于那些在地理上有距离的人，感到自己跟那些"沟通只是举手之劳的人"更近了。他提议：

> 在精神分析中参与双方所能达到的体验性维度，与对话中精神分析性的质量直接相关。当一个人获得了特定的或真诚的感受，感受到这种"接触"中的靠近和这种"相遇"中的亲密，这就是精

神分析的深度带来的结果，而这些感受越多，就越能让地理距离可能带来的影响和重要性有所降低或与之脱钩。

Carlino辩论说，精神分析性的方法可以继续在新的技术媒介的设置中使用，因为在他看来，精神分析性的过程是保持不变的：

> 在远程的工作框架中，**在场**这个概念是有别于需要另一个人在面前的。它有一种抽象和象征的性质。当在场和身体需要在一起直接相见这两者互相分开时，**在场**指的是分析师和病人之间的**接触**（contact）和**相遇**（encounter）。（2011，p.64）

他提出，事先安排好会谈的时间、分析师的投入、对伦理态度的维护、收取费用，以及要实现分析双方所期待的目标，这些现实都足以促成一种在场感，虽然他也表示"远程分析作为一种方式，它自身对接触和一种深入的移情性相遇有更大的需求……这特别有助于促成对在场的感知"（pp.104-105）。

当然，Carlino提出的各种因素是分析性工作框架中常规的基础，但是怎样才能满足远程分析中"对相遇的更大的需求"，这一点并不清晰。他好像是希望治疗搭档双方合作，放下对远程治疗的怀疑，暂时当真，促成一种在数字空间"一致认可的幻觉"（Gibson，1984，cited in Sand，2007，p.84）。

> 鉴于已经表达的对远程距离和瞬时沟通的种种考虑，以及在治疗性对话中涉及的现实性程度，**在场**这一概念，已经与参与双方在对话中绝对需要身体出场相分离。它已经变成一个更为抽象和象征化的概念……（Carlino，2011，p.105）

　　Calino强调的是"沟通性在场（communicative presence）"这个概念，以及情绪层面的相遇、调谐和调谐不足的可能性，这些因素在所有的精神分析性设置中都存在。他认为，这种心灵相遇的"抽象和象征化概念"可以适用于以技术为媒介的远程会谈，并且足以带来深层的精神变化。与此相反，埃西格把共同在场的治疗体验和远程治疗的体验进行了比较："在一种设置中，当下的、现象学时刻的背景是这里有另外一个人。而在另一种设置中，它是一种装置，通过这种装置，一个人借由视觉−听觉或听觉的表征，来模拟与另一个人的相遇"（私人交流，2012）。如果已经证实身体和非言语的维度是基本沟通和在场感的必然组成部分，那么当身体的即时性（immediacy）在技术装置中消失的时候，会发生什么？

　　对于病人非言语的具身性行为的精细变化，弗洛伊德是一个敏锐的观察者。他对Dora及其手提袋细致入微的描述以及他的评述——"人有一双看得见的眼睛和一双听得见的耳朵，这或许让他深信没有什么人可以保有秘密。如果一个人的嘴巴紧闭而沉默，那么他会用他颤抖的指尖来表达；秘密会从他的每一个毛孔泄露出来"（1905e，pp.77-78）——说明了这一点。但是弗洛伊德没有继续发展他理论中的这个方面，而是集中注意病人的梦和他们非言语沟通在幻想中的象征化，尽管他事实上"完全没有这种倾向，把心理学悬放在一个没有器质性基础的半空中"。他向Fliess坦白相告：

　　　　我不知道怎样继续下去，无论从理论层面还是从治疗层面，而为此，我必须表现出似乎只有心理层面处于考虑的范围之内。为什么我不能把［器质的和心理的］结合在一起，我甚至无法体会这一点。（Masson，1985，p.326）

　　Shapiro（1996）探讨了"文明化"的文化进程，也就是控制身体和感官体验的过程，"具身的分析师身处维多利亚时代的咨询室"，如何造成了临床精神分析发展出这样一种不具身的方式。

> 在这里，我想要把焦点放在文明化进程及笛卡尔的世界观对精神分析的形态和程序的影响上……精神分析是谈话治疗。病人说话，我们倾听。我们安静地坐在椅子上，力求把自己的身体从病人的主观体验中移开。病人也许对我们的身体状态进行了幻想，但是我们要尽可能保持自己的身体状态不透明。（p.308）

精神分析理论原本整合了非言语和身体层面的因素，偏离这个方向所产生的后果直到今天还对精神分析的训练持续产生影响。Theodore Jacobs（1994；in Beebe et al., 2005）指出，尽管治疗性关系中的首要部分是非言语部分，但当前的训练对这个领域的教学少之又少，甚至是缺失的。在关注和解释具身的非言语沟通方面，即便是很多富有经验的资深分析师的实践也非常有限。因此，在培训分析和督导中，精细微妙的非言语沟通被忽视，而培训分析师和督导继续留守在更为熟悉的语言材料的舒适区。

> 其结果常常是，在分析师候选人的临床工作中，他用耳朵去听，把眼前所见的事情排除在外，一心一意地聚焦在言语的材料上，而且或早或晚地，他们会对通过身体语言或其他非言语途径表达的材料产生盲点。这样，分析性技能方面重要的缺陷会从一代分析师传递到下一代。（Beebe et al., 2005，p.185）

那些借助技术媒介进行远程治疗工作的分析师对我说，他们自己的分析训练很传统，重点是沟通中外显的言语层面。"我完全没有在意识层面针对身体材料进行工作，我的分析师也没有……那个部分不是我原来受训的组成部分：我原来的受训是非常语言导向的。"当使用技术媒介进行远程沟通时，大家期待的是言语表达的方面能够带给他们潜意识过程的线索，而对于被剥夺的更大范围的内隐层面的沟通，很多人并没有做好准备。只是因为最近出版了对关系中内隐的和具身性方面的研究和专著，他们才开始思考那种模式的沟通。"我们的培训并没有让我学会如何思考身体性（physicality），而我的分析性体验却让我做到了这一点。""对我所注意到的任何身体层面的呈现，我的第一个分析师并没有给予关注……"

那些习惯了主要在"反思性言语"领域工作的精神分析师，可能会发觉借助技术媒介的远程沟通是自洽的。如果你没有全面注意到身体语言和其他非言语的沟通，或者没有认识到内隐性沟通的重要性，那么屏幕上有限的视觉输入或许看上去是足够的，是一个新奇的事物，或许甚至是一个需要回避的事物。当你觉得受限的视觉通道已经足够的时候，受限的综合感知觉可能就不会引起你的重视。有一些分析师和病人在会谈中选择关闭视频输入，好像那样就等同于病人使用躺椅，这种方式就说明了这一点。这样做的分析师没有充分领会到，当分析师和病人在整个会谈时段里同处一个空间时，即便病人在使用躺椅时直接的视觉接触暂时受到限制，还同时存在很多其他形式的感知觉沟通（包括边缘视野）。

一位来自美国华盛顿特区的分析师Michael说："我喜欢分析训练的一个原因，是我发现我需要做的全部，就是用我倾听的心智，把频率调整到病人的心智上。我的身体是陪衬，病人的身体也是。我们俩都一动不动的。这跟我挺搭的，因为我对自己的身体从来都没有自在过——而且，没有，我没有在自己的培训分析中探讨过这一点。后来，一直到我的第二个分析，才探讨了这个问题。"

强调象征和抽象却牺牲了"身临其境（being there）"，让人回想起很成问题的笛卡尔的二元论和"我思故我在"的信念。从历史上看，治疗关系外显和象征的层面在一个多世纪以来都是注意的焦点。然后，我们开始理解沟通也包含重要的内隐的组成成分，并且在人的体验中，外显和内隐的领域都是具身性的。确实，美国心理学协会主席特别工作组（American Psychological Association Presidential Task Force, 2006）将人际间临床的专业技能界定为：有能力建立治疗性关系，可以对非言语的反应予以编码和解码，而且对病人外显的和内隐的体验及担忧予以共情性回应。

在后面的章节里，我们将检视治疗性过程的必要条件和体验的必要条件，以及最近有关具身性认知的研究，关于在场体验可以经由狭窄的传输通道变成"一个抽象和象征的概念"这个说法，我们将提出很多问题。非言语的、瞬间发生的、内隐的沟通是所有关系中很大的一个组成部分，其中也包括治疗性关系。它并非植根于抽象和象征性的思维中。更进一步，在场的概念，如同信息和沟通技术的研究者所定义的，取决于在共同外部空间中自我所处的地点。在这个地点中，他可以和他人进行互动。他们强调把在场体验和身体体验联系在一起的必要性。

> 说到底，在场是我们从感知上注意自身之外的现场世界（时间和空间两者）所获得的感受。媒介上的在场，在根本上是对于身处同一个外部世界的感知上的幻觉。在场不是一种内化的、想象层面的"思维实验"。（Waterworth & Waterworth, 2003a）

对自我（self）朝着自我（ego）的自主性发展的精神分析模型，取决于自我在空间中的定位，而且通过关系中的互动，意识到在我和他人之间是有分别的。如果为了感受到整个自我，获取具身性的在场体验是必要的，那么仅仅依靠外在的分析性对话的特质，你很难想象治疗的功效，更不用说从分离开的不同环境中实施的屏幕对屏幕的对话了。正如我们将要看到的，在场的体验根植于身体和共同的感知性与交互性的体验中，而不是被局限在抽象的、象征的或者言语的领域。

身处技术前沿的先驱

心理学家John Suler是一位对"赛博空间"*进行思考的先驱。早在1999年，他就在网络多媒体上发布了一部超文本的书，其中一个主题是关于"赛博空间的心理治疗和临床工作"（Suler，2006）的。在这本被作者不断更新的电子书中，Suler考虑了各种各样的以计算机为媒介的心理治疗，既包括基于文本的，也包括基于听觉/视觉的，既包括同步的，也包括非同步的，并考虑了病人对在线治疗的适应性评估，以及在线临床工作未来可能的前景。Suler注意到，当使用技术媒介远程工作时，可能会产生非同寻常的情感强度，包括行为从非常友好的"热情洋溢"到飞扬跋扈的欺凌，他提出了"在线去除抑制效应（online disinhibition effect）"这个概念。在线去除抑制的出现，是因为缺乏那些在共同的空间里互动时会产生的线索，而在以计算机为媒介的情境中，它可能既会推动有利的行为，也会导致不良的行为（Suler，2004）。

Daniel Hill（2000）是另一个很早就对借助计算机媒介的心理治疗进行创造性思考的人，尤其是以视频会议进行的心理治疗（Skype直到2003年才正式推出）。他引用Marshall McLucan关于媒介的理论，很好奇以计算机为媒介将会对病人和治疗师产生什么样的影响。他明确问道："在建立治疗性进程的过程中，身体在场是一个必要的条件吗？"他还质疑远程治疗提供的抱持性环境是否足以推动治疗的发展。或许，借助媒介的关系性体验并没有像在面对面的治疗中一样，具有治疗性重要意义，因为"面对面的相遇有更多处于危险中的时刻，而这些时刻是和身体在场密切相关的"（2000）。Hill

---

* 赛博空间（cyberspace）是哲学和计算机领域的一个抽象概念，指在计算机以及计算机网络里的虚拟现实。赛博空间一词是控制论（cybernetics）和空间（space）两个词的组合。——译者注

质疑一个人是否可以充分地照顾另一个"从来都没有亲眼见过"的人。如果直接感知一个具有身体性的客体,比借助媒介的感知更加真实,我们还需要暂且把干扰我们照顾能力的不信任和想象力悬置在一边吗?他富有预见性地提出忠告:

> 如果我们并不了解在线的媒介,只是把面对面的治疗技巧搬到赛博空间里,是有风险的——有些技巧可能不那么好搬过来。我们也有这样的风险:错失以计算机为媒介的沟通可能带来的发展新技巧的机会(Hill,2000)。

13年后,他在写给我的信里提到:"自从写了那篇文章,我就对情感调节非常感兴趣,并且相当怀疑在以计算机为媒介的治疗中,能实现任何'深层'工作的有效性……我确信,就当前的技术而言,以计算机为媒介的治疗永远无法和面对面治疗带来的影响相提并论……"(私人交流,2013.2.21)。

活跃在CAPA里的精神分析师属于第一批进行远程治疗的人(Fishkin & Fishkin,2011;Fishkin et al.,2011;Neumann,2012;Rosen,2010;Snyder,2009)。这个非营利组织是应中国的心理健康(人士)的倡议而于2006年组建的。跟西方精神分析师已经有所联系的中国心理健康专业人士请求接受精神分析取向的心理治疗培训,因为精神分析取向的分析师或心理治疗师在中国寥寥无几。这个组织由遍及西方的精神分析师组成,包括美国、欧洲、南美和以色列的分析师,他们在为期4年的精神分析取向的心理治疗培训中教学。这个课程有2年的基础课程和2年的提高课程,课程的组织围绕着临床课程和理论课程以及督导,所有这些都通过视听觉的以计算机为媒介的渠道进行。如同所有的这类培训,该项目也推荐受训者接受个人的精神分析或精神分析取向的心理治疗,而这些也是通过视频会议的方式进行的。远程沟通方式的使用顺应了培训的需求,如若不然,这个需求无法得到(相关历史请查看Osnos，2011）。

这个项目的挑战是巨大的，因为治疗是用英语进行的，在开始治疗之前，病人没有见过他们的分析师，而且文化差异显著。这个组织已经很明确地表明，他们的宗旨是培训中国精神分析取向的心理治疗师，一旦中国专业人士的数量足够了，他们就有能力主动把培训工作接管过去，自己进行培训。由于第一个对中国心理治疗师的网络分析是从2005年开始的（Fishkin & Fishkin，2011），在借助技术媒介从事远程治疗的执业者中，CAPA的精神分析成员是先头部队。CAPA成员不得不对语言和文化的议题以及远程治疗的议题给予同等的思考，而有时，二者之间很难拆解。实践者的讨论涉及互联网连接中不可避免的中断，这种中断有时对治疗极具侵入性（Fishkin & Fishkin，2011；Neumann，2012；Rosen，2010）。数位作者（Fishkin & Fishkin，2011；Rosen，2010）引用临床的片段，描述移情的展开和治疗的进程，认为这与在共同的环境中的会谈并无区别（Fishkin & Fishkin，2011；Snyder，2009）。

Neumann（2012）写了一篇非常全面的论文，她回顾了历史文献，论述了从事以计算机为媒介的治疗时，在建立和维护分析性框架的过程中必须考虑的因素。她谈到在精神分析中使用远程技术的先例。她认可一个常见的观点（Carlino，2011；Scharff，2012），即精神分析必须跟上全球文化、社会逻辑和技术发展的步伐。她的结论强调，重要的是识别远程治疗对病人的移情-反移情、防御和潜意识材料的影响，以及识别对分析师促进治疗性联盟的能力的影响。

沙夫（Scharff）是另一位活跃在前沿领域、思考如何把远程技术整合到心理治疗中的精神分析师。2012年，她写了一篇关于电话分析的周密的文献评述，把视频技术也揉合于其中。她提出，当一种感官沟通的路径被阻碍了，由于感知觉沟通的跨通道（cross-modal）途径，其他的路径会产生代偿，这跟Carlino（2011，p.36，pp.108-109）的观点相同。如同我跟Maria Celano

讨论的，这个假设在远程治疗实践的应用中经常被提及，作为例证被引用，用以证明盲人或聋人功能健全的那部分感觉，其敏感性是被强化的（Hanly & Scharff, 2010）。一个感觉功能完全健全的人，在生活中，在相对短暂的时间间隔里，被人为剥夺了某一种或更多的感知觉通道，只使用一种感知觉通道，他们是否能发展出对这种感知通道的强化使用，就像那些感知觉永久受损的人发展出一种神经可塑性来导入感知觉的输入一样，在这一点上其实是不清楚的。沙夫提出，如果能认识到感官数据的丧失，那么分析师和病人"对声音传输中的潜意识沟通，就能不受约束地发展出得到强化的理解"（Scharff, 2013a, p.72）。

在写到"远程与传统的精神分析（tele-and traditional analysis）"时，她认为，分析师和病人能够在幻想中构想出并保持住彼此的表征，从而创建精神分析性过程的一种新形式（Scharff, 2013b, p.498）。如同 CAPA 的精神分析师做的那样，她也向同行呈报了对会谈过程的记录，同行无法把远程会谈从共同在场的会谈中区分出来（Scharff, 2013b, p.497）。

2013 年，沙夫主编了一本由精神分析师和心理治疗师写的论文集，主题是在治疗和培训中远程沟通技术的使用。《在线精神分析：心理健康、远程治疗和培训》（*Pshchoanalysis Online: Mental Health, Teletherapy, and Training*）一书支持进行借助技术媒介的远程治疗，提出它在未来可能不仅仅是对共同在场治疗的一时方便的附属方式，而会是在某些特定的治疗性环境中有更为可取的方式。

在远程沟通对文化和社会的影响方面，埃西格（Essig, 2011, 2012a, 2012b, 2012c, 2015）是一位富有创新性的思想家和作家。他也是一名精神分析师，这个事实让他所做的工作特别恰如其分。在他用"屏幕关系（screen relations）"一词来命名的领域，他已经写出了数篇前沿性文献，在其中，他既考虑了病人把远程关系作为临床材料带到会谈中，也考虑了远程技术在治疗中的实际使用。埃西格用"模拟（simulation）"一词来描述采用媒介的远程关系（2012a, 2015）。

在我对远程治疗的探讨中，当我就使用技术媒介做远程治疗的体验对分析师进行访谈的时候，我跟埃西格很早就交谈过。

> 与另一个人在一起的这个过程，当你们同在一个咨询室的时候，它是直接的未经过媒介的体验，人类的进化让我们具备这样的能力，其中涉及情感调谐系统、镜像神经元、嗅觉和身体感知觉。这一整套在咨询室呈现出来的东西，在我们试图通过远程技术建立联结的时候，是没有呈现的。（私人交流）

他指出，进化让我们做好准备，成为共处同一个空间的具身性的人，而所有的屏幕关系都是对这个体验的模拟。他努力澄清，这个词并不意味着价值上的评判，而是要表示差异的含义。"我认为，在这里应该认识到，［在使用远程技术时］你正在做的跟面对面时所做的，从根本上说是不同的"（私人交流）。除了在技术设备对交互性、可靠性及可及性等方面的要求外，埃西格提出，要维持远程在场（telepresence）的"情感性的错觉"，需要想象力、愿望和注意力（2012a, pp.13-14）。他描述了在远程治疗中，要维持暂时当真、情感性联结以及分析性的注意力，需要非常高的情感投入（对分析师和病人而言都是如此）。

"如果一个人拥有这三种人类特质，即注意力、想象力和愿望，那么当这个人借助技术媒介而在场的时候，是可以与之交流且是交互性的，他们是能拥有等效性的体验的。"埃西格告诉我：

> 我丝毫也不怀疑我的同行在以计算机为媒介进行沟通（computer-mediated communication，CMC）的治疗中的体验。他们正在体验这些等效性的时刻。他们没有体验到的是那些等效性垮

掉的时刻，因为他们对那部分并没有留意……［他们假设］如果我曾经有过这种等效性的**体验**，那么它从功能上必然**是**等效的。

埃西格提出，即便在远程沟通中进展顺利，也不要忘了共同的环境中的关系和屏幕对屏幕的关系是有差异的，这一点很重要。他界定了在那些体验中存在的三种差异。他把第一种差异叫作危险性（risk），指出"当有危险存在时的安全感，跟没有危险时的安全感，是不一样的"（Essig，2012a，p.14）。就像病人Ellie之前提醒我们的那样，当有另一个人的身体在场时，你体验到的强烈感受，和另一个人借助技术媒介象征性地在场时所具有的那些感受，是不一样的。埃西格说："这些年，我有好几个病人对我说过这样的事，'不管我有多想诱惑你，你从来都没有碰过我，这一点真的很重要。'这个［被碰触到的真正的危险］因素在远程时是不可能存在的。"

第二种差异是饱和度（repleteness）。他提及的体验的丰富性是指质量，而非数量，好像在衡量带宽或信息流量。他告诫，媒介可能限制或抹去了关系性体验（感知觉的、表达性的、非言语的）的某些重要方面，或可能创造了我们还没有准备好去理解、甚至都没有注意到的新的可能性。对这两方面，远程技术的使用者必须给予同等的觉察。

第三种差异是关系的具身性（relational embodiment）。"身体在一起，跟想象身体在一起，是不一样的"（2012a, p.15）。他警告说，不要把这种将"互动的、可靠的和可获得的信息"分配到不同渠道，再在另一个远程的地点合成复制出来而"迅速形成的认知上的结论"，与直接跟他人在一起的具身性体验混为一谈。

回避模拟：什么都没改变

埃西格创造了两个描述性的概念，他称之为回避模拟（simulation avoidance）和模拟的陷阱（simulation entrapment）。这些术语描述了在使用技术媒介远程沟通时，两种自我觉察被削减的状态。尽管他使用这些术语从临床上描述他自己的病人在"屏幕关系"中的个人互动，但他发现这些术语对于描述执业者的感知觉受限的状态也很有用，这种状态对执业者借助技术媒介而进行的远程治疗会产生影响（Essig, 2012a，p.15；2015）。

当执业者否认技术已经发生了巨大的改变，而这些改变正在影响我们的文化时，就出现了"回避模拟"。其特点是从业者焦虑地与新技术使用中的议题保持距离，并且没有能力对其意义进行思考。在一个精神分析的会议上，埃西格讲述了一个非常贴切的故事，这是一个只通过声音、文本和视频发生的纯粹的网络性爱的爱情故事。在这个故事中，主角从来都没有当面见过或者拥有过传统的"具身"的性爱。在他的报告中，他讨论了这种重要而强有力的关系对他的病人所具有的意义。其中一个参与讨论的人断然否决网络性爱中的相遇是什么有所不同的新生事物。他引用一个世纪之前萧伯纳的话，"完美的爱情事件是那种完全靠写信实现的恋爱。"听到这一点，听众都松了口气，因为不尽相同而不必苟同。埃西格评论说："这么说好像网络跟写信没有什么区别，好像那么广阔的体验的空间并不存在一样……在高清画面完全可实现互动的视频中，每个人都在就对方的要求做出反应，其结果是每个人也同时从视觉上即刻接收了对方的反馈"（Essig, 2015）。这个巨大的否认，让人想起有关电话精神分析会谈的各种文献，以及听觉-视觉沟通方面的文献，这些文献引用弗洛伊德使用信件来做小汉斯的分析为例，或者甚至认为使用的躺椅本身，就是使用媒介进行沟通的先例，可以跟当今的远程沟通技术相比拟。埃西格说，对其中根本的差异予以否认，让使用者对远程技术媒介使用的得与失都看不见。

模拟的陷阱：对模拟进行保护

"模拟的陷阱"的发生，是当从业者如此被模拟的力量吸引，以致忘记了"它不是正在复制和延伸的现实……在模拟的陷阱的控制下，我们在模仿中采取行动，并且期待我们行动的结果跟传统意义的现实完全一样"（Essig，2015；楷体是本书作者示以强调的部分）。埃西格告诉我：

> ［当］他们有了模拟工作的体验，而且用这一点来表明，工作完全没有因此而停下来时，他们［从业者］就掉到陷阱里了……我认为，那些热切从事Skype治疗的人，就好像是去飞行模拟器上训练的人，没有把它当作一种教育性体验、一种对飞行体验进行复制的体验，而真的期待要飞到什么地方一样。

陷在"模拟的陷阱"里的分析师，不会注意到"技术媒介下的亲密"中固有的局限，他们有一种无意识的倾向，想要把借助媒介的远程会谈从退行的状态中推开，因为那些状态既无法被恰如其分地感觉到，也无法在远程上处理："他们保护着这种模拟"（Essig，私人交流，2013.4）。因此，分析师可能对各种各样的时刻都看不见，那些病人退缩但是分析师无法拿捏掂量的时候，或者是有些关键的事情发生的时候，而远程媒介却让分析师"在反移情中随波逐流"（Hirsch，2008）。

> 他们不会把治疗推向那些让你**会**怀疑等效性的地方。如果以下三个特点——愿望、注意力和想象力——中的任何一个消失不见了，那么等效性的体验就消失了。拿非常退行的分裂状态为例，这

种状态在我的咨询室里发生的频率有时是十分惊人的。如果这种状态发生在通过Skype进行的会谈中，就会消除病人想象的能力，而这种能力是让病人体验到等效性的时刻所必需的。他们不再处于一个过渡性空间中。他们不再保持接触了。跟在咨询室发生的情况形成对照，他们是在另一个人**不在场**的情况下独自一人。因为这一点，在分析师中存在一种趋势，要把在Skype上所做的治疗从退行状态中推开。它是在潜意识中发生的，而你没有意识到这一点。

埃西格认为，一些有关使用技术媒介的远程精神分析备受赞誉的案例报告无法与共同在场的精神分析区分，有可能就是在模拟的陷阱存在的情况下发生的（Fishkin & Fishkin，2011；Snyder，2009）。

在这方面有一些很好的例子，当从来都没有见过面的远程分析的参与者终于见面的时候，尤其凸显了这一点。Fishkin和Fishkin（2011）报告了他们最初在Skype上已经开始做治疗的中国病人，后续有了面对面的会谈。在一个案例中，共同在场的会谈继续进行，就好像在环境上并没有发生什么变化。从屏幕对屏幕的会谈，到一次在中国的茶馆里的会谈，这种切换平平常常。病人感觉很放松，把会谈当作很熟悉且例行公事的事。分析师写道："我喝完了茶，我们总结了我们的会谈。当我从中国回来，2周之后，我们不受影响地继续用Skype会谈"（Fishkin & Fishkin，2011，p.103）。这一点被解释为，使用计算机媒介的沟通以及他们之间遥远的地理距离，对于分析性关系并没有带来任何不同（Smolen，2011，p.138）。然而，在跨越了几千公里的二维空间上工作，和共处一室、在同饮一壶茶的三维空间里工作，二者的差异是巨大的。那些差异在当时的会谈或后续的会谈中并没有进行探讨，尽管病人可能已经在后续的分析中拐弯抹角地带出来了这些东西。这位分析师报告，在这个分析中，病人把她的分析师高度理想化了。

在分析的过程中，A女士探讨了她对一位导师的移情关系。起初，病人对他很理想化，后来又贬低了他，而到最近，他变成了一个更有现实感的人物，一个对病人的专业发展很重要也很有帮助的人物，但也是一个显然有局限和缺陷的人物。(Fishkin & Fishkin，2011，p.103)

跟你的分析师第一次亲身接触，那是一个在现实世界里的分析师、有局限和缺陷的分析师，这种接触感觉怎么样，在这一点上并没有进行直接的探讨。远程技术的局限和缺陷也没有得到探讨。当然，终于见到心爱的分析师（以及挂念的病人），这种喜悦或许暂时让以下这些探讨变得不那么重要了，即双方共处一室时体验上的差异，以及回到以计算机为媒介的会谈后经历的丧失。但是，他们确实错失了一个良机，去确认精神分析中共同在场的会谈所产生的影响、回到二维空间后的变化所产生的影响，以及远隔万里的分离所产生的影响。

在一直以来对"老奶奶"热切的正向移情之中，A女士最近会有一些跟我之间负性移情的迹象出现。出于我们双方的原因，会议、生病以及休假等，许多会谈时段被取消了。A女士费了好大的劲儿才承认，她很惊讶地注意到，当我们取消会谈的时候，她觉得放松了，好像她已经没有什么"问题"需要带到分析中进行讨论了……我提出，治疗变得没那么重要了，因为很多冲突都已经解决了。(Fishkin & Fishkin，2011，p.104)

就如同负性移情的迹象呈现出来的那样，关系变得更松散了，并且张力减弱了，双方取消会谈的情况都有所增加。病人开始没有什么问题需要报告了。看起来毫无疑问，病人与外部世界的关系明确得到了改善。她的很多具体问题也得到了解决。但是这里没有提到与分析师的关系大部分是远程的关系，双方只经历和体验了一次简短的"被真实所震撼"的会面。以计算机为媒介的沟通带来的影响没有被带到对话中。实际上，它似乎被精心地回避掉了。

第二个病人在他第一次的面对面会谈中的举止像是在进行一次社交性见面。分析师将之描述为热忱的见面，但没有什么收获可言。这个病人在远程会谈中是相当含蓄和保持距离的，伴随着对于不正式和亲密的焦虑。对于分析师要到中国来的消息，这个病人的反应是小心翼翼和局促不安的："这会影响分析吗？这样我们能达成什么呢？（Fishkin & Fishkin, 2011, p.106）"他确实准时来到了在分析师的酒店房间安排的会谈，但是极度尴尬窘迫。他无法进行目光对视，他说在这样一个非同寻常的环境中，他觉得他们无法进行例行的会谈。当分析师试图让他加入谈话，谈谈他们在屏幕上和共同出现在眼前时有什么不一样时，病人无法就此展开来谈。在后面的会谈时段里就都是些表面的客套话了。分析师写道："当我回到美国，我们约定好的会谈继续，我们就回到从前的常规的程序里了"（Fishkin & Fishkin, 2011，p.107）。分析师推测，这是否跟国际精神分析协会的建议相反（国际精神分析协会建议在开始借助技术媒介进行远程分析之前，要先有一段时间共同在场的分析）。在某些情况下，共同在场的见面实际上会对治疗产生负面干扰。Akhtar建议分析师注意"唤醒屏幕（waking screen）"这个概念，它可以用来解释他们之间发生了什么。唤醒屏幕指的是一个人最早的感知觉体验的背景，它所设定的期待在一个人感知所有新的体验方式中发挥着积极作用，而且贯穿一生。分析师理解这一点意味着计算机屏幕是唤醒屏幕，是感知体验的背景，分析的双方通过它彼此联结。这个背景体验被移除导致分析师和病人采用防御性姿态。但无论如何，它强调的是这种干扰对分析性进程只是暂时的，当他们回到（实际的）屏幕上时，分析很容易就回到他们的分析性工作中（Fishkin & Fishkin, 2011）。

唤醒屏幕的概念所指的是一个人最早的感知觉体验，在生命的头两三个

月里沉淀而来 (Pacella, 1980)。或许,将这个概念运用到两个早已建立了独立的感觉系统且正在使用21世纪的屏幕技术的两个成人身上,有点儿从想象的层面扯得太远了。同样扯得太远的是,分析师说,使用远程技术让他们体会到感知觉输入被削减,而他们保留下来的感觉就像盲人的感觉一样更敏锐了。

在这种情况下,似乎以计算机为媒介的会谈给病人提供了一个机会,让他们参与模仿精神分析性的相遇,被屏幕的屏障所保护。而面对面的会谈则把病人送到一种防御和退缩的位置上,同时分析师通过保持一种亲切的社交性氛围对病人进行保护。这种体验是否得到了充分的探讨,报告中并没有体现,但是暗含的意义是,双方没有说什么就回到了熟悉的通过媒介进行的分析模式。

一个在CAPA从事教学和治疗的名叫Joanna的分析师告诉我,"当我长途旅行到中国,我的一些学生会不远千里来跟我见面。而另一方面,当我为我的病人提供这次难得的机会时,他直截了当地拒绝了跟我的见面。他声称,让他出门旅行,无论多远的距离,来做一次见面的会谈,这绝对没有任何可能。我的这个病人用他的计算机进行大量互动性的色情活动,也跟我做分析。我认为这个会面对他维系着的幻想是一个挑战。遗憾的是,没有这样见面的现实,幻想会一直持续,无法检验。"

如果有了亲身的见面,就打破了陷阱,终止了对模拟的保护,而且双方会意识到屏幕对屏幕工作的差异和局限。这可能是可怕和痛苦的,并且分析师和病人可能都不愿意甚至想不到需要比较和对照他们在媒介上的在场与共同在场的体验。

在有关远程技术和精神分析的工作坊中,当埃西格从专业层面发言时,他提议,我们一开始就需要跟病人讨论远程技术媒介的得与失,这应该作为一个伦理上的要求来考虑。他常常遇到来自临床工作者的阻抗,他们不愿意跟新的病人发起对这些议题的讨论。此外,埃西格从工作坊的参与者身上体会到了他们的不情愿，他跟他们提议，他们也有责任告知病人，基于远程技术的治疗还处在实验阶段，对此只有为数不多的或缺乏可用的数据或经验。埃西格说，这里面有些人必然会引用数十年的精神分析研究和经验作为证据，证明其有效性，而这否认了在远程技术媒介上互动和在共同的环境中的体验之间存在的差异，他们是在模拟的陷阱里操作。他并不是说以计算机为媒介的治疗没有帮助，而是说它们有根本性的不同，而且不能简单地把它们当作共同的具身性体验的代替品。

> 临床工作者必须把聚焦点放在基于屏幕关系的治疗和传统的身体共同在场时所发生的事情之间的差异上。根本的问题在于获得的是什么，失去的又是什么。只有通过对这些问题的询问，临床工作者和病人才能就如何最好地共同继续进行治疗，共同做出知情下的决定。

他补充说："我认为既处在模拟之中，又在模拟之外，是有可能的，体验到等效性，而不必陷入陷阱。实际上，我想到的那种双重焦点就是恰到好处的倾听姿态（optimal listening stance）"（Essig，私人交流，2013）。埃西格把他所使用的等效性这一术语界定为具有"对于一个特定目的的同样的（感知到的效果）——但不一定是同一个过程"（Essig，私人交流，2013.4）。有区别的微妙之处在于，对于一个特定的目的而言，借助技术媒介的远程治疗跟共同的环境下的治疗有着同样的感知到的效果——却是一个不同的过程——是关键。如果这是一个不同的过程，那么远程治疗可能并不足以实现精神分析的最终目的：让病人最大程度地成为他自己。

版图还在延伸

沟通所需要的不仅仅是声音，不仅仅是面部，需要的是整个身体。那种整个身体的沟通不仅是言语表达的，还是从副语言的层面上，通过手势、动作、面部表情、身体姿势等一系列非言语的语言表达的，而所有这些元沟通（meta-communications）在于"言外之意"。治疗性过程要到达效果，既需要外显的行动，也需要内隐的活动。当远程技术媒介有可能传递外显的、基于语言的干预时，吸引人的问题是，它是否可以支持治疗性关系中那些内隐的非言语的方面。在屏幕对屏幕的治疗中，被减弱的在场感和受到限制的内隐的具身性沟通的传送，可能会冲击沟通的效能。

尽管各个临床上的先驱对于这些议题已经做出了思考，但是当我开始写作时，关于以技术为媒介的远程精神分析的资料并不多。到目前为止，只有很少量的文献出版，包括了一些推测和案例报告，并没有使用当前在神经科学、认知科学和人机行为科学（有时被称为沟通研究或信息学）等领域的跨学科研究。比如，非常新的神经科学观点认为，具身认知（embodied cognition）包括认识到我们对自身视觉的觉知嵌入我们的身体，行动和感知是联系在一起的，我们对自我的感觉和对存在的体验取决于意图性（intentionality）。在考虑屏幕上根本不同的具身性体验上，这个认知的理论可以非常有价值地纳入对精神分析治疗中以任何媒介形式沟通的调查研究中（Clark, 1998, 1999a；Damasio, 1999, 2005；Gallagher, 2005；Gallese, 2006；Lakoff, 1995；Pally, 1998；Riva, 2006, 2008, 2009；Schore, 2005；Waterworth & Waterworth, 2003b）。

我发现，数字前沿领域是这样一个地方，在这里，心智和身体以及对于心智和身体的思考，都通过一种新的难以预期的方式相互交织。我来自赛博空间，心智的新家园"，Barlow（1996）在他的《赛博空间独立宣言》（*A*

Declaration of the Independence of Cyberspace）中如是说。"赛博空间由信息交换、关系和思想本身构成，在我们的沟通网络上，它们如同驻波（standing wave）*排列着。我们的世界无处不在，又无处可寻，但是我们的世界绝不是身体存在的世界。"对于这个富有戏剧性的声明，我们该怎么看，尤其是应用于临床工作的时候。毕竟，从生命伊始，身体的在场就中介着我们内隐和外显的信息交换。自我感的发展，无论是精神分析、神经科学、认知科学定义的，还是通信和计算机科学定义的，都要求特定的身体在场的感觉。如果在技术媒介下，身体的在场感（有时被称作"远程在场"）的体验非常不同，这一点已经为人所知，那么那些不同之处到底是什么？对此做出评估是必不可少的。当身体没有在同一个环境中时，不可避免的事情发生了。因此，我们需要提出问题，那些变化在临床上是否重要，重要到什么程度。在精神分析的沟通中，身体共同在场的体验跟参与屏幕对屏幕的治疗关系的体验有怎样的不同？如果"介质即信息"，而这些新技术已经被接受和被使用，那么理解以计算机为媒介的沟通对治疗搭档双方的影响就变成了必须要做的事。这些问题的答案并不能在数字前沿领域找到，在那里，实践先于理解。相反，要找到我们的答案，必须返回临床的咨询室和跨学科的研究实验。

---

* 物理学概念，为两个振幅、波长、周期皆相同的正弦波双向行进干涉而成的合成波，这种波的波形无法前进，因此无法传播能量，故称为"驻波"。——译者注

第二部分

咨询室与研究实验室

第四章

咨询室里发生了什么

决定治疗有效性的因素

几年前，一个全科医生跟我说起她对心理治疗发生过程的神秘感。她带着相当强烈的挫败感说："在我受训的时候，我尝试去发现这一点，可是每当我要求去咨询室里观察到底发生了什么时，他们就是不让我进去坐着！"想一想她这个如此循环性的问题会很有趣，对于一个不是治疗师的人而言，因为不知道在治疗中发生了什么，所以难以想象为什么治疗过程不适合对一个第三方的观察者开放。当然，就像那个老笑话说的，如果你找来三个治疗师，一起跟她解释这一点，每一个人的解释都会不一样。

然而，当我们想要考虑同一环境中的会谈和远程会谈这两种治疗性进程之间的关系时，确定在咨询室里到底发生了什么就变得非常重要了。具体是什么因素构成了治疗性作用（therapeutic action），并且对于治疗效果是必需的？由于这些年来，对精神分析中哪些东西具有治疗作用的评估已经发生了变化，而且因为这仍然是一个激烈争论的议题，所以对这个问题的回答远不如这些问题的提出那么直接。弗洛伊德最初的概念是只通过移情性解释（transference interpretation）来建立领悟（insight），并"将潜意识内容转化为意识"（Freud，1916-1917，p.294），而近期关于精神分析的治疗作用到底由什么因素构成，其发展已经从这个概念扩展了很多。

弗洛伊德发展出自由联想（free association）这一根本原则的概念，这种方式要求病人说出在他们脑海中浮现的任何想法和感受，不加审查或修正，目的是引导一种让潜意识材料更加容易被获取的沟通形式。

> 说出你脑海中的任何内容。举个例子，做法上就好像你现在是一个旅行者，坐在火车车厢的窗户旁边，向车厢里面的某人描述你所看到的外面变化的景象。（Freud，1913c，p.135）

这里的重点在于病人和分析师直接的言语交流，对此，分析师能够就潜意识内容以表述清晰的解释来回应，以促成领悟的发生。对于弗洛伊德而言，解释是精神分析中主要的引发深刻变化的技术。

匈牙利分析师Sandor Ferenczi注意到病人和分析师之间交互性的关系具有转化性影响，既存在于意识层面，也存在于潜意识层面，他是最早注意到这一点的人之一，而他与弗洛伊德的交往以关系破裂而告终。他强调关系中正性的方面是治疗性进程的核心，而非以往所认为的治疗中立性的失败。Bass（2003）指出：

> 从谈话治疗的发展伊始，在传统的分析业界内部，实际上还有理论领域，就有一种把行为排除在治疗过程之外的强烈倾向，认为言语才是这个过程的核心。谈话和行为、言语和行动之间的区别，是弗洛伊德关于心理理论及其分析性技术发展的中心。（p.695）

言语和行动之间的张力，是经典学派和关系学派思想之间争论的一个标志，这一争论一直延续到今天，尤其是在美国（Wallerstein，1988）。

1960年，Leowald注意到变化"被推动的过程，并不仅仅存在于分析师的技术之中，而是通过分析师将自己提供出来，促使病人和分析师之间发展出一个新的'客体-关系'"，他的这个观点预示着对精神分析中是什么影响了心理变化的视角在被拓展（Leowald，1960，p.17）。诸如温尼科特的英国客体关系理论家强调分析师要建立一个安全的"抱持性"或者促进性环境，在这个环境中，病人在自我和客体之间可以内化一个新的情感性关系（Winnicott，1965）。由于这个基础工作，治疗性作用的多样化模式现在被纳入考虑，因此在精神分析中，解释性的方面和关系性的方面之间不再有泾渭分明的分界线了。Gabbard和Westen（2003）提出：

> 对关系本身的领悟所具有的矫正性，或许促进了进一步的改变，而解释性点评的内容与解释过程传递的潜意识层面的意义（包括关系层面的意义）相比，有时候或许并没有那么重要。（p.824）

在考虑远程治疗要变得可行必须包括哪些治疗性因素时，认为"谈话治疗"中的治疗性作用不限于言语，还有其他因素，这一点具有十分重要的意义。如果精神分析治愈性的因素继续被看作纯言语性的，那么对于借助计算机或电话进行沟通是否具有疗效，就不会有什么问题值得探讨了。然而：

> ……当代的分析师已经认识到精神分析关系里的转化性力量大部分存在于言语之外。当理论家所有的主张都努力想说清楚治疗性作用和带来改变的资源之所在时，日常临床体验却常常反映出强大的影响力存在于我们尚未成形的体验中，常常是前意识的共鸣，而我们把这些东西看作移情-反移情中的活现。（Bass，2003，p.658）

因此，在有关推动治疗性进程所必需的因素方面，当代的文献既包括分析师外显的解释性作用过程，也包括分析性关系更加内隐的方面。我们需要建立临床上和理论上的历史性基础，在这些基础上拓展我们对最近借助技术媒介进行的远程精神分析和精神分析性心理治疗实践的考量。如果我们能够尝试就咨询室里实际上发生了什么而发展出一种理解的框架，我们就能开始在屏幕对屏幕的治疗中应用这个框架。

安全和促进性的环境

温尼科特基于他对母婴关系的观察，来理解在分析性关系中建立起的他所谓的"抱持性"环境。他把"抱持的"或"环境的"母亲描述为一个照看者，这个照看者提供连续性、稳定性和一种"持续的存在感"。通过持续不断地做好她自己、给予共情并接受婴儿自然产生的姿态，她提供了她的"可靠的在场"，以及让婴儿获得了一种稳定性，从而朝着独立的方向发展（Winnicott, 1965, pp.76-77）。这种母性的抱持性环境在分析性设置中继续存在。设置促成了一个"足够好的"环境，它让病人早期的心理损害得以疗愈。在他1955年的文献"关于精神分析设置里退行的元心理学和临床方面的问题（Metapsychological and clinical aspects of regression within the psycho-analytical set-up）"中，温尼科特开始把解释和设置分开。他描绘出"病人呈现的材料，有需要被理解和解释的"，而且，"……这个工作是在设置之中得以完成的"（p.20）。他列举了分析性工作的安全设置所需要的12项要求，他相信弗洛伊德本能地选择了它们，使其成了精神分析最初的设置：

1. 在每天的固定时间……［分析师］让自己……向病人提供服务。（时间的安排是既适合分析师也适合病人的方便的时间。）
2. 分析师是可靠的、准时的，是活着的、有呼吸的。
3. 在事先安排好的一个有限的时间段内（大约1小时），分析师要保持清醒，并且要变得对病人全神贯注。

4. 分析师通过积极的好奇心表达了爱，通过准时开始和准时结束以及收费的事实表达了恨。爱和恨得到了坦诚的表达，也就是说，它们不会被分析师否认。

5. 分析的目的是要跟病人体验的过程保持联系，要理解呈现出来的材料，要用言语对这种理解进行交流。阻抗意味着正在遭受痛苦，而通过解释，痛苦可以得到缓解。

6. 分析师的方法是客观性的解释。

7. 这项工作是要在一个房间中完成的，而非在走廊里，是一个安静并且不太会突然出现意料之外的声音的地方，但也不是完全没有普通房屋中正常声音的那种静寂无声。这个房间要有合适的光线，光线不要直接照在脸上，并且光线不要变来变去。这个房间当然不能太暗，而且要有让人很舒服的暖和。病人会躺在一张躺椅上，也就是说尽可能地舒适，或许还备上一条小毯子和一些水。

8. 分析师（如同众所周知的那样）把道德评判排除在关系之外，没有意愿告知分析师个人生活和想法的细节，而且分析师不希望在迫害性系统中站在某个立场上，即便这些是以共同的现实情境的形式出现的，本地的、政治的以及其他的。当然，如果发生了战争，或者地震了，分析师并非毫不关注。

9. 在精神分析的情境中，分析师必须比平常生活中的人更加可靠；总体上要准时，不会大发脾气，不会冲动地坠入爱河，诸如此类。

10. 在分析中，事实和幻想之间有一个清晰的区分，以便分析师不会被攻击性的梦所伤害。

11. 可以指望这里没有以牙还牙的报复反应。

12. 分析师能存活下来。（Winnicott，1955，p.21）

尽管温尼科特强调分析师的行为举止是这个环境的中心，但他仍然囊括了物理环境，把它作为分析师向病人提供供给的一个组成部分，具体地描述了物理空间需要具备的特点。他称之为："能带来信心的设置上的供给"（1955，p.22）。

提供一个安全的抱持性环境，以培养心理改变的可能性，这已经成为精神分析临床上的传统（Balint，1979；Milner，1969；Modell，1976）。这个概念可以和鲍尔比（Bowlby）的依恋理论中的"安全基地（secure base）"相提并论。在心理治疗中，治疗师创建了一个具有一致性、回应性和调谐性的环境。这个环境确实不仅仅由治疗师自己构成，也由治疗师的框架构成，包括时间、地点、房间和技能上的一致性。"……要有一个安全的空间，既是治疗师实际的房间，也是他心智中的一个'内在'的空间"（Holmes，2010，p.90）。

当我们考虑到把安全的抱持性环境的概念应用于远程治疗时，我们立即遇到了料想之外的障碍。在屏幕对屏幕的关系中，无法以传统的方式建立一个安全的抱持性环境。我访谈过很多分析师，例如Bella，她的病人不得不躲进一个储物间里继续谈话，她表达了极大的挫败感，因为无法给病人提供一个安全的空间。我访谈过的病人，比如Lucy，她很怀念之前跟分析师共同在场时，她的基本需是由对方满足的，她感受到了在远程分析性关系中不得不自给自足而带来的影响。当病人身处另外一个不再由执业者提供和管理的设置中时，我们看到抱持性环境的安全性会面临重大挑战。的确，病人给自己提供会谈所需的空间，这个要求会最终限制治疗性体验，就像提前关闭了种种可能性。病人永远不能在这样一个他能够"只是在那儿就好"的、不受冲击的地方，体验到对分析师的真正依靠。

均匀悬浮注意和沉思浮想

当弗洛伊德建议鼓励病人跟随自由联想的根本原则时（Freud，1913c），他提议分析师采用一种与之互补的"均匀悬浮注意"的态度。在这种态度中，他

> 能够……把自己交给他的潜意识心理活动……从而最大程度地避免由意识层面的期待而来的反思和建构，努力不去修正他听到的任何东西，尤其是他记忆里的事情，并且通过这种方式，用他自己的潜意识去捕捉病人潜意识的漂移。（Freud，1923a，p.239）

比昂使用"沉思浮想"这个术语拓展了这个分析性倾听的概念。跟温尼科特一样，他也以其对母婴行为的观察为基础，"（这种）心智状态是敞开接受由爱的客体而来的任何'客体'……因而有能力接受婴儿的投射性认同，无论它们在婴儿的感受中是好的还是坏的"（Bion，1962，p.36）。他将这种准备好容纳婴儿无法忍受的情绪，并且在解除毒性后返还给他们的状态，命名为"母性的沉思浮想（maternal reverie）"。同样地，他鼓励分析师开放（如同容器），以便抱持病人的投射，"无欲无忆（without memory or desire）"地就当下时刻而工作（Bion，1967）。这一点呼应了弗洛伊德的指令，分析师"应该仅仅倾听，而且不要操心自己能否在心里记住一些什么"（Freud，1912e，p.112）。

奥格登（Ogden，1966）通过将沉思浮想描述为分析师和病人之间共同的过程，重新考虑并详细说明了沉思浮想的必要性。在这个共同的过程中，他们双方心智状态的潜意识相互作用，创建出重叠的主体间的体验。他强调对于共同的空间的需要，在这个空间中，分析师和被分析者都拥有自由和隐

私，每一方都把他们的潜意识变成"一个接受性的器官，朝向"另一方"正在传递过来的潜意识"（Freud, 1912e，p.115）。

我们已经从分析师和病人那里获知，在借助技术媒介的远程治疗中，这种自由的思考是很难保持的，而自由思考是分析性进程的关键。远程技术的局限，以及在远程治疗中缺乏共同在场会谈时通常可获得的内隐线索，让人容易产生聚焦性注意，从而妨碍沉思浮想。当我们对另外一个人的在场不太确定时，让自己沉浸在潜意识的私密世界里是很困难的。

提供新的关系体验

早在1934年，James Strachey就建立了理论，认为病人内化了其分析师的中立性，通过这种方式让他们严苛的超我（superego）变得柔和了（Strachey, 1934）。Loewald在他具有突破性的"关于精神分析的治疗性作用（On the therapeutic action of psycho-analysis）"（1960）一文中谈到，依靠分析师这一新的客体，病人精神层面发生结构性改变，促成停滞的自我（ego）继续发展。

> 我称之为对客体的重新发现，而非发现新的客体，是因为这样的新的客体关系的精髓在于它们提供了重新发现客体关系早期发展路径的机会，从而促成了一种新的与客体建立关系的方式、自我存在的方式，以及跟自己建立关系的方式。（Loewald, 1960, p.18）

这一点与温尼科特的大量工作相呼应，他的工作以对婴儿的儿科经验为基础。如果分析师有能力提供一个促进性环境（"足够好的"分析师），在这个环境中，病人可以开始把分析师体验为一个有复原力的、不会报复的客体，他就能够把分析师作为另一个独立的客体而使用（Winnicott, 1965,

1969)。

治疗性关系提供了一种对关系的不同体验。在这个体验中,病人内化着分析师的各种功能和态度。

[解释] 与分析师提供的实际空间设置结合在一起,形成了分析师对构建一段试验性关系的情感性投入,在这个关系中,病人可以重新获得与外部客体建立关系和进行沟通的能力。(Rycroft,1956,p.472;粗体是本书作者示以强调的部分)

病人能够"在治疗师的心智中发现他自己,并且把这个形象整合为其自我感的一部分"(Fonagy & Target,2000,p.870)。

在把治疗性关系作为治疗性作用的渠道来考虑时,其特定的意义在于分析师在场的非言语作用,以及分析师和病人之间相互感知的非言语线索,这是可以相对独立于双方的语言和意识而运作的。非言语沟通的主题对于精神分析已然变得尤为适用,特别是考虑到最近在认知神经科学方面的研究,对此我稍后将谈及。据说,沟通中有60%都是非言语的(Burgoon et al.,1989),而且无论是在咨询室里还是在屏幕上进行治疗,分析这种身体对身体的交流,都是需要的。

解释和领悟

旨在促成领悟的解释,也是精神分析活动的基础。这是分析师外显的干预,由此表达了对病人内在世界的一种理解,即弗洛伊德(Freud,1916-1917)把潜意识带到意识中来的方法。解释可能是以病人对记忆、恐惧、愿望、幻想、期待和其他心理冲突的描述为基础的,它们之前是潜意识的,或者病人知道的只是其中的一部分。

这些观察可能包括了对额外的移情性材料的解释，它们没有在治疗性关系中直接表现出来，或者可能包括了移情性解释，涉及使用"此时此地"，来解释在治疗性关系中的重复和扭曲，这是病人对过去的体验模式的一种复制（Morre & Fine，1990）。在一个时机合适的解释中，分析师可以在病人准备好了能听进去和能将观察内化进去的点上，与病人相会，这个解释就能够带领病人，通过理解他的内在世界，促成其感受和行为上的转变。

解释是外显的沟通，它当然可以借由技术媒介而远程传递。然而，当我们探讨时机合适的解释的发生过程时，问题就来了。如果言语的信息是植根于对他人的具身的内隐体验中的，那么在屏幕对屏幕时，我们参与这个共同的内隐过程的程度能有多好呢？

其他类型的干预

若干种辅助性干预方法能够对心理转变起促进作用。有很多种对病人的质询（challenge）都含有内隐或外显的对改变的建议。虽然分析师试图克制进行指导的冲动，但是仅仅指出病人的一个行为模式，就可以表示这是一个有待处理的地方，需要探讨。与此相关的是直接的面质（confrontation），对于克服分析性的僵局，以及探索受损的、扭曲的或非理性的信念而言，它可能是必需的，暗示分析师或许有一种不同的观点（Stewart，1990）。这种策略如果小心地运用，能够成为一种有用的方法，帮助病人开始看到两个分开独立的心智在同一个空间里运行的潜在可能性。解决问题的交互过程涉及治疗师和病人一起思考新的有意识的决策方式，也可以改变一个病人的成长轨迹（Gabbard & Westen，2003）。

治疗师慎重的自我暴露对于那些心智化能力遭到破坏的受损的病人来说，既有外显的肯定（affirmation），也有内隐的肯定。此外，最终具有"促进性的策略"，即那些能促进满意的工作联盟建立的社交和沟通的过程，在精神分析性治疗中都有一席之地（Castonguary & Beutler，2006；Gabbard & Westen，2003，p.836）。美国心理学协会第12分会的特别工作组和北美心理治疗研究学会（North American Society for Psychotherapy Research）在《让心理治疗生效的实用原则》（*Principles of Therapeutic Change that Work*；Castonguayhe Butler，2006）这一全面的综述性专著中，把这些处于认知层面并且大部分以语言为基础的辅助性操作，和前述的诸如以治疗性关系为核心等首要因素一道，都视作带来治疗性变化的因素，加以强调。

　　精神分析师提出的，咨询室发生的事促成了治疗性作用和变化，并且开始考虑这一点是否能通过远程技术媒介加以实现。描述完这些，我们现在要转到近期神经科学的贡献上，对于治疗师和病人之间的沟通，神经科学的研究发现已经拓宽并加深了我们对此的理解。

第五章

来自第一类实验室：与神经科学连接

如果你要调查咨询室里的沟通机制的本质特点，就无法忽视最近精神分析师的很多注意力都指向了实践中的非言语方面，以及背后的神经科学假设和研究发现，对使用技术设备为媒介的远程沟通方式更加不能忽视这些方面。精神分析师对一系列神经科学和认知科学产生了浓厚的兴趣，希望借助它们在日常临床的经验和理论传承之间找到一些可以解释的联系。在神经精神分析（neuropsychoanalysis）中，虽然有若干相互竞争的解释模型，但它们也有很多共性，这些共性对于思考沟通过程能怎么发生是非常有用的。

弗洛伊德说过，"最早形成且最主要的自我（ego）是身体性自我（bodily ego）"（Freud，1923b，p.26）。温尼科特写道，如果婴儿达到一种具有完整感的状态，那么婴儿就"活在身体里了"（Winnicott，1975b，p.264）。然后，就像Jacobs（1994）指出的那样，虽然从历史的角度看，弗洛伊德对病人的非言语行为非常具有洞察力，但他并没有在这个领域发展分析性工作，他的理论在有关言语沟通方面的发展好得多。而当精神分析师对非言语的沟通变得越来越感兴趣的时候，也就是被Grotstein（2005）称为"身体修辞（body rhetoric）"的时候，他们就开始了这个方面的研究，并将跨领域的研究信息综合起来，比如婴儿观察、认知心理学以及神经科学（例如，Bucci，1994，2000，2002；Lyons-Ruth，1998；Nahum，2002；Olds，2006；Pally，1998；Schore，2010，2011；Stern et al.，1998；Westen & Gabbard，2002a，b）。

在过去的20年里，神经科学自身已经有了范式的改变。笛卡尔的心智-身体 (mind-body) 二分法不再被尊为一种典范，身体不再被看作理解心智特点的陪衬。与其说把心智视为一个独立的实体，不如说它有赖于源自身体的情绪，也有赖于源自身体的动作和行动 (Clark，1998，1999b；Damasio，2005；Lakoff，1995；Sheets-Johnstone，1998)。

　　我们如何看自己，这方面特定的含义是很清晰的。我们必须放弃把自己的形象视为本质上不具身的推理引擎 (reasoning engines)*的这种看法，我们不能只是简单地由于要坚持心理完全由生理决定来放弃这种看法，而需要通过接纳我们是人，我们天生的神经配置就是为了最大限度地从身体结构、行动以及周遭环境提供的机会中获益。从根本上讲，生物性的大脑是具身行动 (embodied action) 的控制者。我们的认知配置从本质上是一种具身并具有情境性的有机体。(Clark，1999b，p.14)

人的心智特点是由人的身体形态决定的，认知、情绪和意识的性能也被身体的性能塑造。这种观点被称为"具身的认知 (embodied cognition)" (Wilson & Fglia，2011，para.1)。

Lakoff在他与别人合著的富有开创性的书《我们赖以生存的隐喻》 (*Metaphors We live By*) 中，提出隐喻是概念性的、具身性的，并且是思维发展的核心，而非仅仅是语言学上的建构。"我们常规的概念系统，我们据此而思考并行动，其性质从根本上是隐喻性的" (p.3)。他主张：

　　我们是拥有神经的生物。我们的大脑接受由身体其他部分

---

* 推理引擎是应用系统中用来完成推理功能的模块，也可以称作推理机。——译者注

而来的输入。因此，我们身体的样貌及其在这个世界上如何发挥功能，构建了我们用来思考的那些特有的概念。我们无法思考所有的事情——只能思考那些具身性的大脑允许我们思考的事情。(Brockman，1999)

例如，我们使用人类的空间概念从隐喻的层面讲，"股市上去了""价格下来了"。Lakoff和Johnson主张，我们的本体感受体验以及我们的身体在空间中所处的位置，都借由隐喻向语言建构提供了信息。隐喻性过程从一个更加具体的、植根于生理和互动的身体层面的概念，朝着一个更加抽象的概念挪动。例如，在"人生就是一场旅途"这个隐喻中，对人生的概念化涉及我们对旅途具体体验的假设：我们是具身的生物，我们在世界上有目的地移动。人生是由旅行的身体体验所阐释的相对应的抽象概念。隐喻跟我们的感觉运动体验是连在一起的。不同的语言使用同样的隐喻，这种规律性引发了以下理论，即这些隐喻是由神经连接感觉运动系统和大脑更高级的皮层区域而形成的 (Lakoff & Johnson，2003，pp.254-259)。身体是意义和思维发展的源泉。"从术语的完整意义上看，心智是具身的，它不仅仅是具头脑的"(Damasio，2005，p.118)。

在具身认知领域内部，一个新兴的趋势是认可行动和感知觉之间是相联的。就像接下来要讨论的，参考哲学家梅洛-庞蒂 (Merleau-Ponty)*和海德格尔 (Heidegger) 的观点，感知觉需要一个活动的有机体。引用Gallagher的《身体如何塑造心智》(How the Body Shapes the Mind) 一书：

> 意识的体验通常是一个交互模态的无缝的空间系统……在感

---

* 莫里斯·梅洛-庞蒂 (Maurice Merleau-Ponty)，法国哲学家，存在主义的代表人物，知觉现象学的创始人，其代表作有《存在与时间》《形而上学入门》等。——译者注

知和行为的背景中，身体的一个重要功能就是为一个以自我为中心［以身体为中心］的空间参照框架提供基础。确实，这个自我中心的架构需要的就是行动的可能性，是感知觉体验的总体结构。感知和行动存在于透视性的空间中这样一个事实（比如，在我感知的场域里，这本书是出现在我的左侧还是右侧，又或者是中间），恰恰取决于处于感知和行动过程中的身体的空间性。（Gallagher，2005，p.59）

感知觉以及"在世存在（being-in-the world）"（Dreyfus，1991）的感觉，取决于主体和环境之间的交互性，而且跟我们身体的位置和功能有关："对环境的觉察源于环境如何对我们的运动做出反应"（Riva et al.，2006）。

在《笛卡尔的错误》（*Descartes' Error*）一书中，神经科学家Antonio Damasio（2005）主张，情绪自身是嵌入身体的，而且跟日常推理以及意识层面的决策直接相连，并对其产生影响。在一个人体验到意识层面的感受之前，它们先出现在身体层面。他提议，情绪是构成一个有机体的理性的基础，比如痛苦和愉悦，情绪是基于身体的，并且是以存活为导向的。

最新的认知模型被赋予各种各样的名称：亚符号（subsymbolic）（Bucci，1997）、联结主义（connectionist）（Western & Gabbard，2002a，b）和并行分布加工（parallel distributed processing）（Rumelhart et al.，1986，cited in Westen & Gabbard，2002a）等。这些都强调这样一个事实：大部分信息处理过程是在多重并行的通道中同时发生的，主要发生在意识的觉察之外。这个内隐的领域并没有口头语言的形式，视觉形象也是如此，这个领域还包括其他感官的意象和感知觉。它和人与人之间的体验有关，比如人与人之间的直觉、共情和情感交流（Bucci，2002；Westen & Gabbard，2002a）。

虽然对当代认知模型的深入探索超出了本书的范畴，但我觉得它很重要，要重视这类正在进行中的研究所得出的结论。当把这些结论应用在精神分析上，尤其是应用在借助技术媒介的远程精神分析上时，意义十分重大。认知大多是潜意识的。情绪是通过如此细致入微的面部活动和身体活动来交流的，这样的方式或许需要身体真的在一起才能完成。主体间性的联系包含一种具身性的互动，也就是梅洛-庞蒂所称的"肉体交互性（intercorporeity）"，即两个身体之间的沟通——"恰恰是我的身体感知到了另一个人的身体，并且在另一个身体上，发现我们自己的意图神奇地延伸过去了，这是一个对待这个世界的熟悉的方式"（Merleau-Ponty，1962，p.354；也可参见，Gallagher & Roy，2011）。

帕尔玛大学（University of Parma）的神经生理学和社会神经科学教授Vittorio Gallese（2006）借用梅洛-庞蒂的"肉体交互性"一词，来描述他的具身模拟（embodied simulation）理论，这种具身模拟是自动化的、非意识的以及前语言的。

镜像神经元和具身模拟

在20世纪90年代，一个新的前运动神经元种类在恒河猴的大脑中被发现了。这个发现显示，当动物采取行动和当它观察到其他动物采取同样的行动时，它自己的神经元一样会放电（对这个实验的全面说明，请参见Gallese et al.，1996；Rizzolatti et al.，1996）。同样性能的神经元稍后在人类身上也得到了确认（Gallese et al.，2007），只是观察跟物体有关的手部动作，就会引起观察者神经网络自动化地激活，观察者被激活的神经网络和正在完成这个动作的人的大脑内处于活动状态的神经网络是一样的。

对这些神经元的发现在认知神经科学界和精神分析界引起了巨大的兴奋。加州大学洛杉矶分校大脑图谱中心（UCLA Brain Mapping Center）的Marco Iacoboni所做的实验研究发现，实验参与者对嵌入一定背景的动作进行观察，引发了大脑内显著的信号增强，表明这不单纯是动作识别，而是伴随一种理解——"为什么"会做这个动作，即动作的意图（Gallese et al., 2007）。例如，镜像神经元可以通过它们在大脑放电的区域，预示被观察的人正从桌子上拿起一个杯子，其意图是从杯子里喝水，或把这个杯子收起来。这让研究者假设，镜像神经元可能是帮助人类理解他人行为和意图的基础，包括人类共情的能力。Iacoboni在一次访谈中解释说：

> 当你看到我在完成一个动作——比如拿起一个篮球——你会在你自己的大脑里自动化地模拟这个动作……当你看到我把手臂弯回来了，好像要把球投出去的样子，在你的大脑里，你也在模仿我正在做的事情，而且这帮助你理解了我的目的。因为镜像神经元的缘故，你可以读取我的意图。你知道我下一步要做什么……而且如果你看见我泣不成声，情绪上很痛苦……你大脑中的镜像神经元会模拟我的痛苦。你会自动化地对我共情。你知道我的感受，因为你直接感觉着我的感受。（Blakeslee, 2006, p.C3）

Gallese及其同事（2007）使用"具身模拟"的术语来描述。

> 强制的、非意识的和前反射性（prereflexive）的机制，它并不是故意和有意识地去解释他人隐蔽在公开行为背后的意图而带来的结果……大脑在使用模拟行为、情绪或感知觉带来的结果，将其归因于另一个有机体正在努力达成一个真实的目标，或者是这个有机体正在体验一种真实的情绪或者感知状态。（p.143）

需要指出的是，Gallese及其合著作者已经在他们的描述中把情绪和感知觉包括进来了，并且提出这不是通过"类推法"（由意识而产生的对他人心理状态的想象或预测，包括他人的愿望、感受和信念）实现的，而是直接由非意识的体验组成的一种共同的身体状态。

> 　　根据这个假设，当我们面对他人有意图的行为时，借助具身模
> 拟这种特定机制，我们的大脑-身体系统模仿着它与世界发生的互
> 动，产生了一种特定的"有意图的调谐（intentional attunement）"状
> 态……借助具身模拟，我们不仅仅"看见了"一个动作、一种情绪
> 或一种感知觉。通过感知觉来描述所观察到的社会性刺激（social
> stimuli）后，接踵而至的是跟这些行为、情绪和感知觉相关的身体
> 状态的内在表征，在观察者身上激发了"好像"他正在做同一个
> 动作，或者正在体验同一种情绪或感知觉。（Gallese et al., 2007,
> p.144）

Gallese及其同事（2007, p.145）采用了Meltzoff和Moore（1977）对刚刚
出生几小时的新生儿的研究成果。这些新生儿有能力模仿成人的嘴部和舌头
的动作，这种模仿不是反射性（reflexive）的，而是响应性（responsive）的，
是对所观察的他人的行为进行匹配。通过一种被Meltzoff称作"主动性交叉
模态映射（active intermodal mapping）"的过程，新生儿可以把视觉的信息翻
译成运动的信息，在视觉、听觉和运动的各种形式中，这个过程不局限于其
中一种互动形式。Gallese及其同事（2007）把这种能力与存在共同的感觉运
动神经网状系统联系起来，认为它构成了主体间过程的基础，这个过程与温
尼科特（Winnicott, 1971a）关于"统觉感（apperception）"（母亲的镜映-角
色）的说法以及Stern（1985）关于"情感调谐（affective attunement）"的概念
是类似的。婴儿研究者，比如Meltzoff和Stern，早在镜像神经元理论出现之
前，都各自描述过前象征性的和早期象征性的主体间交互形式。他们的观察
表明，婴儿可以识别在他们自己的反应与他人的反应之间的对应性。镜像神
经元或许可被视为他们的婴儿知觉理论所对应的潜在的生物学基础（Beebe

et al., 2005）。

对镜像神经元研究的反应是多种多样的。一些研究者对他们的发现欢呼庆祝，认为发现了打开人性的钥匙，包括我们的共情、语言和文化的力量。另外一些研究者更加谨慎，提醒我们对镜像神经元的研究还处于早期阶段，指出它们是嵌在复杂的大脑活动网络中的（Jarrett, 2013；Kliner & Lemon, 2013）。伦敦大学学院（University College，London）的神经科学家James Kliner和RogerLemon（2013）为迄今的研究写了一篇比较全面的综述：

> 对我们而言，镜像神经元的发现是令人兴奋的，因为它引导我们以新的途径来思考我们如何发动自己的行动，又如何监测和解释他人的行动。这个发现促进了这样一个概念，即从功能性的视角来看，行动的执行及对其的观察是紧密相连的过程，而且我们对他人行动做出解释的能力确实需要自身运动系统的参与。（p.1057）

这里的重要之处在于这个概念：我们理解他人意图和行动的能力至少有一部分是内隐的、具身性的体验。

当然，这些发现对精神分析具有重大意义和应用价值，因为在精神分析中，分析师和病人之间潜意识的对话是治疗性作用的关键。Gallese和合著作者提出，基于对镜像神经元和具身性刺激的相关发现，实际上，任何人际之间的互动对任何一方参与者来说，都会引起潜意识的"感应（induction）"——"感应"对方正在感受着什么（p.148）。虽然这种内隐的共鸣本身并不具治疗性，但它当然会对治疗师和病人之间共情性理解起促进作用，引领治疗师对病人的情感表达"进行新陈代谢（metabolising）"（Bion, 1970）。这些发现可能有它在移情-反移情过程上的含义，对投射性认同这样的机制也适用。最后，Gallese及其同事指出，镜像系统和具身性刺激可能是在身体里天生就准备好了的，在母婴关系和病人-治疗师关系中，这些能力实际表现出来的方式存在相当程度的个体差异。如果关系"足够好"，那么潜在的神经系统就能让母亲/治疗师有能力以共情性的理解对婴儿/病人给予回应，就像温尼科特的镜映的母亲一样，这有助于病人建立一种真实的自我感。

记忆系统

当研究者对认知过程的观点发生转变时，他们也开始重新审视和界定记忆。研究者已经描述了两种类型的记忆——外显的和内隐的——分别具有不同的特点及神经基质（substrate）（Westen & Gabbard，2002a）。外显记忆（explicit memory）由情节记忆（episodic memory）组成，包括自传体记忆（autobiographical recollections）、对生活经历的记忆以及一般记忆（generic memory）——都是意识层面的非自传体记忆，包括语义记忆（semantic memory）、习得的信息和理论。

内隐记忆（implicit memory）能从行为上观察到（例如，在键盘上打字或弹钢琴），但没有被有意识地带到心智中。内隐记忆有两类：程序性记忆（procedural memory）和联想记忆（associative memory）。程序性记忆让人记得怎么骑自行车，或怎么把鞋带系上，而不需要在意识层面对这个过程进行思考。联想记忆包括我们内隐地学习和记忆不相关的事物之间关系的能力，这种记忆无法被有意识地提取。

在咨询室里，外显记忆的作用可能为人熟知（治疗搭档的双方都记得那些跟病人的生活、梦、过去的会谈等有关的细节），但对于治疗性实践而言，内隐记忆的两种形式具有同等重要的意义。可以这样去领会，移情本身就是对程序性记忆的无意识重现（enactment）（Clyman，1991）。弗洛伊德在"记忆、重复和修通（Remembering，repeating，and working-through）"一文中写道：

　　……病人对于自己遗忘和压抑的任何事情都**不记得**了，但是会把它们**做**（act）出来。这些事情于他并不是作为记忆而再现的，而是作为行动（action）再现的。他**重复做**这些事情，当然他并不知道自己正在重复着……病人并没有说他记得自己过去蔑视和挑剔父母的权威，而是以这样的行为方式对待医生。（1914g，p.150）

波士顿变化过程研究小组（Boston Change Process Study Group；BCPSC，2010）提出，程序性记忆的形态与建立关系的内隐知识相关联。程序性记忆或内隐记忆是具身的、非言语的和情绪性的。在执行某种行动比如骑车的内隐的程序性记忆之外，他们还描述了一种内隐的程序性知识，这种知识特别涉及那些人际间和主体间互动中的心领神会。联想记忆在发现病人种种叙事素材之间的联系方面，给了我们潜意识的方法。同样，内隐记忆的这两种形态都是潜意识的和瞬间发生的过程。记忆对于精神分析性治疗中连续性的体验，对于关系联结的可能性的体验，对于在心智中可以抱持他人的体验，都有其影响。

最初与使用远程技术相关的记忆方面的主题是以一种好奇的方式出现在我面前的。在与使用计算机做治疗的同行的交流中，我们都注意到远程会谈时段很容易被忘记。那些经验相当丰富的从业者很少忘记共同在场的会谈时段，即便发生，也很罕见，但他们发觉要记住一个屏幕上的会谈时段非常困难，"我正好在办公室工作，查看电子邮件。就在那个时候，我看到他（那个病人）发邮件问我在哪里，我才意识到我把他的会谈时段忘得一干二净。这种事以前在我身上从来没有发生过。这让我感觉太糟糕了。"一位同行这样说。"如果不是我的计算机开着机，听到Skype呼叫的铃声，我可能就错过了这次会谈。"另一位同行补充。

我们要想一想，为什么我们中有这么多人会有这些非同寻常的失误。将共同在场的体验与在屏幕上的体验相对照，我们可以推测二者对记忆的影响。是因为与在屏幕上的二维形象相比，在同一个空间里出现，伴随着丰富的多感觉通道的沟通，所以让人更容易记住吗？确实，远程工作者遇到了"眼不见，心不念（out of sight，out of mind）"的现象，即便他们尝试过让办公室的计算机屏幕一直开着，好让那个不在场的人可以被顾及，或者可以说上话，"好像"他们真的在场一样。微软公司的一位远程工作的员工 Scott Hanselman 做得更极致，他设计了一款可移动的"具身性的社交替身（embodied social proxy）"，他也称之为"疯狂网络摄像头遥控车（crazy webcam remote cart thing）"（Hanselman，2010）。他解释说：

> ……这个想法出于你想要有一个自己身体的替身。当然，大家可以给我打电话或者用很多方式联系我，坦白地说，你只需要在微软的工作平台上点击一下就可以了。我在微软的通信列表里，我在聊天室里，我甚至拥有微软5位数的电话分机号。我做了这些，还有更多，以便把自己整合到微软总部的工作里。但是，眼不见，心不念，这是真的。**人们下意识地，或者并非下意识地，想要把你跟物理空间的东西联系起来。**（2010；粗体是本书作者示以强调的部分）

Hanselman 的具身性的社交替身增强了工作同伴对他的注意和配合的默契。它在物理空间中的在场使得他们的人际间关系改善了：他不再完全是"眼不见，心不念"的人了。但并不只有身体的在场是重要的。毕竟，他之前就已经在一个静态屏幕上出现了，他一直在线，而且他让自己处于随时可以与之交谈或磋商的状态。有所不同的是这个新装置的可移动性，通过这个装置，他被"具身化"了。他可以身在异地，远程遥控这个替身在另一个三维空间里进行物理性移动，这让同事们对他的印象被持续不断地加强。

在空间中行动和移动的具身性体验，与学习、心理过程和记忆都密切相关。移动性和身体共同在场的三维性特点可以给我们的记忆带来更为强大和更加持久的影响力。研究者已经发现，体验到更复杂的移动，比如跟打字相对照的用手书写，不仅提高了认知能力，还影响着记忆。"我们一直以来看到了这一点，用手熟练操作和画出一个二维的东西，这里面有些东西非常重要。"Karin Harman James这样说。她是印第安纳大学的助理教授，她带领了一个研究项目，用核磁共振研究书写对于学习和记忆的影响（Bounds，2010）。针对从事屏幕对屏幕心理治疗的临床工作者，她特别指出，将我们在二维空间上的体验转化为一种三维空间中的身体性体验，这个过程意义深远，也指出了它会怎样对我们的大脑产生影响。

其他研究表明，在构建思想和想法的过程中，手和脑之间存在特殊的关系。华盛顿大学的一位教育心理学教授Virginia Berninger博士注意到，书写涉及的手和手指活动所激活的大量脑区也涉及思考、语言和记忆。与此相对照，打字是按压看上去长得都一样的键盘，它不会通过这种复杂的途径影响大脑（Bounds，2010）。我们在空间中行动和活动的具身性体验越丰富，对我们的知觉、意识和记忆的影响越深远。

难到我们对二维屏幕关系中的体验以这种方式被减弱了，以致它对我们的记忆的影响也变弱了吗？

对于一些分析师而言，记住屏幕对屏幕的会谈本身就是问题：

> 记住并且内化Skype上的会谈更困难……我要在会谈时记特别详细的笔记。这并不是我［在共同的环境中的］工作的方式。这有助于我待在正常的轨道上，并在某种程度上保持住，不仅仅是笔记的形式，而是在我心里，这是［跟病人］在一起的方式……尤其是在长时间的沉默中，当我感到自己可能失去联结而漂浮不定时。在跟人面对面工作的时候，我不存在这样的问题，但我跟计算机在一起时，我会思考，会写出诸如"停顿时间很长；我在想X、Y、Z"，这是一种可以跟对方保持联结的方式。

　　这位分析师通过采用一种感觉运动（sensorimotor）的成分，来补偿在维持二维屏幕会谈中遇到的困难，这种方式要通过跟他自己的环境进行身体性互动的方式，而非促生一种如同照片一样的对他自己的环境的内在表征。记忆、学习和认知都和我们三维的在听觉-视觉以及触觉上与周遭环境的互动密不可分，使用纸和笔强化了这位分析师对这个会谈的感知和回忆。

　　荣获2014年诺贝尔生理学或医学奖的三位科学家，John O'keefe、May-Britt Moser和Edward Moser提出，导航——知道怎样在物理空间中找到自己的路——跟记忆被建立和存储的方式紧密相关（Morse & Moser，2014）。他们发现了大脑里的位置细胞（place cell）和网格细胞（grid cell），这两类细胞让我们可以在环境中导航。这些被称为内在"GPS"*的细胞赋予了动物和人类在物理空间中生存的必备技能——能够找出自己的路，知道自己在哪里，自己正在往哪里去。科学家提出，同样的神经系统和算法为在物理空间的旅行和在记忆中穿梭的心理旅程提供了支持（Buzsaki & Moser，2013，p.130）。"从本质上看，当你的大脑勾勒出了心理地图帮助你导航的时候，它也把记忆——体验、气味——覆盖到那些地图上了"（Moser & Moser，2014，p.2）。

　　跟导航相关的细胞以及跟记忆相关的细胞大多位于大脑的海马体。"位置和记忆紧密相关。"宾夕法尼亚大学计算心理学家Michael J. Kahana说："空间形成了一个强大的环境背景，我们的记忆在这个环境背景中被解码……这就是为什么对我们人类而言，大脑勾勒世界的模式如此重要"（Healy，2014，par. 10）。我们已经看到，当我们把移动跟体验联系在一起，我们可以更好地记忆。如果"记忆从生理上和我们对空间的知觉和解码深刻相联"（Moser & Moser，2014，p.4），那么当静止地坐在屏幕前面以二维的形象参与会谈时，那些神经元可能并没有那么活跃地参与进来，不像当你要去咨询室参与会

---

* 全球定位系统（Global Position System）的缩写，是基于卫星的导航定位系统。——
　 译者注

谈，要经过一段路程到咨询室去或者在咨询室的空间移动那样。

情节记忆和外显的自传体记忆（也就是跟语词相关的），与非言语的并且驻留在身体之中的内隐记忆相比，是更加脆弱和更不可靠的（Clayton et al., 2007）。如果具身和内隐的记忆能强化记忆，那么也许当所有身体对身体的关系中的线索和内隐的沟通并不具备时，我们吸收和保持的能力会受到影响。

那些开始是在共同的环境中工作、后来转而以计算机为媒介做远程治疗的分析师，或者那些在进行远程治疗的同时也跟病人继续周期性亲身见面的分析师，观察到自己在共同的环境中与病人工作的记忆，让他们与病人在进行远程沟通时，可以更好地继续保持敏感的联结。伦敦的一位分析师Anna在谈到一位搬到国外去的病人时，称这个现象为"安放进一个内在的模板"。

> 从真正见面中了解到的她的那些特质，我得留住等待远程模拟时继续使用……这些跟她在同一个房间中共同相处而来的特质具有一种三维的特性，以及一种可塑的特性……它让潜意识自行交流。你完全可以说这是真实情境中在我们之间起作用的第四个维度，而在屏幕对屏幕［的情境中］，我们双方都很费力地尝试并用上我们见面时了解到的这些点点滴滴的特点。我想她是这么做的，我也是。

共同在场时的外显记忆和内隐记忆以及身体上的在一起，可能有助于治疗双方在关系的间隔处搭建桥梁。当关系从具身的相遇转向以技术为媒介的远程相遇时，记忆的影响是怎样的？在屏幕对屏幕的会谈之间，它们又是如何影响对连续感的体验性线索的？这些都要有相关的研究对记忆的过程加以检视和评估。

字里行间：精神分析过程中的内隐因素

在将近20年的时间里，波士顿变化过程研究小组的成员探讨并尝试解释精神分析取向治疗中产生变化的机制（BCPSG，2007，2008；Lyons-Ruth，1998；Nahum，2002，2008；Stern et al.，1998）。他们根据对婴儿的观察研究以及对成人治疗经验的思考，将发展性视角应用在临床材料上。他们已经识别了人类互动的两个范畴或者说"领域"：一个是内隐的，一个是外显的或"反思性-言语的（reflective-verbal）"（Nahum，2008）。内隐的互动不是主要基于语言的，也不能被转化为象征的形式；而外显的互动涉及将体验转化为言语的表达。

他们将内隐的体验描述为植根于身体的体验，而引用"具身的心智（embodied mind）"这个概念来形容言语/外显互动出现的这个领域。

> 在进化和个体发生学的过程中，移动和语言（虽然是不同的模式）被大量地整合在一起。如果没有身体的直接参与，人是无法思考、感受、想象或者产生感知觉的。相反，移动或者行动在本质上就是对心理倾向的一种表达。（Nahum，2008，p.134）

内隐的过程从人一出生便开始了，并且持续一生。这种内隐的过程为发生在所有关系中的每时每刻的交流提供信息，包括精神分析和心理治疗。当语言出现时，它并没有被取代；在后续的发展中，它也没有不可避免地转换为语言。它并不必然比反思性-言语领域更加原始，当达到反思性言语的阶段后，内隐过程也并不必然随之一起发展。它是直觉性的，而且是基于行动和情感的，而非基于语言和象征。它是无意识的，但不是被压抑的。在发展中，语言从本质上根植于内隐的关系体验（BCPSG，2007）。波士顿变化过程研究小组把它从非言语中区分了出来：

> 内隐可以通过言语也可以通过非言语的互动形式揭示出来。然而，意义的内隐方面并不存在言语自身的内容中。可以这么说，内隐的意义存在于**字里行间**……（BCPSC，2007，p.851；粗体是本书作者示以强调的部分）

在他们开创性的文献"精神分析性治疗中的非解释性机制：比解释更丰富的东西（Non-interpretive mechanisms in psychoanalytic therapy: the 'something more' than interpretation）"中，Stern及其同事（1998）提出，内隐的关系知识是"共同的内隐关系"的一部分，是搭档的每一方在他们关系层面的内隐知识重叠在一起的领域。他们将之定义为内隐的程序性知识（如同前面提及的程序性记忆，比如骑自行车或打网球），是非象征性的，并且处于意识的言语经验之外。它尤其涉及对人际之间和主体之间关系的了解：怎样"跟某个人在一起"（Stern，1985）。

> 这是一种以自己的个人历史为基础的直觉性感觉……基于情感和行动，而非语词和象征……每一个前语言期的婴儿生来就知道跟其他人的互动，这已经包括在他内隐的知识里。内隐的知识也使得我们作为成人的大多数人了解社会性互动，包括移情。（BCPSG，2007）

在临床中，内隐关系的知识非常重要，它使得分析师和病人知道另一个人的心里是怎样的，以及他们当下的关系状态是怎样的。这种共同的知识或许仍然保持在内隐层面，或者通过解释变成意识层面的。如果内隐关系的知识转化为外显的意识层面的知识，它跟促使压抑的潜意识变成意识的过程并不一样。波士顿变化过程研究小组描述了一个很有见地的发展模型，这个模型的基础是内隐知识带来持久的治疗性改变的过程。这个模式也涉及他们所谓的"相遇时刻(moments of meeting)"。在这个时刻，在相互性的治疗关系中有一些新的东西被创造出来了，这些新的东西改变了主体间的环境，产生了新的行为和体验(Stern et al.，1998)。

在波士顿变化过程研究小组的文献"关系意义的形成(forms of relational meaning)"(BCPSG，2008))里，可以读到描述以上过程的细致入微的分析。波士顿过程研究小组在理论上的相关发现可以描述如下。如同Gallese所总结的，他们讨论了意图，并且赋予其"根本的心理学意义"(Nahum，2008)的重要性。意图性是一种朝向某个目标行动的感觉，或者被施予行动的感觉，或者认为有一个他人在进行类似的行动或被施予行动。他们把意图的顺序描述为给有动机的人类的行为赋予一致性和意义，无论他们是在行为的层面还是在语言的层面相遇。一个意图的所有阶段——其形成阶段、执行阶段以及其目标——组成了"意图展开的过程"。"意图展开的过程是被内隐地理解的动机过程的非象征性过程表征"(Nahum，2008，p.129)。这种直觉上的对自己或他人意图的理解跟身体的体验、行动和情绪是联系在一起的。这个观念最初的形式可以联系到Gallese对镜像神经元的研究。眨眼之间就完成的意图展开过程是动态的、不可预期的，并且广泛地分布于身体之中。我们是具身的生命，我们的语言和运动以及我们的手势和表情动作深深地交织在一起。意图的表达和解读既是内隐性的，也是外显性的。对意图展开过程在言语上解读的版本，立足于非言语的内隐领域。对于整体的直觉感知让我们能理解沟通中动态的具身意义(Nahum，2008，pp.142-145)。

诸如海德格尔和梅洛-庞蒂这样的哲学家，也都相信存在的体验是以意图性(intentionality)为中心的，而这种意图性嵌入对这个世界具身的体验中(Riva et al.，2006)。"针对某个情境的具身的、有意图的体验和行动之间的关系，构成了具身性的在世存在"(Beck，1976，quoted in Meissner，1998a， p.90)。梅洛-庞蒂将存在的具身体验与在空间中的活动联系为在空间中可以动的能力，因此持续不断地改变我们对这个世界的感知和本体感方面的体验（Meissner，1998a）。Meissner将梅洛-庞蒂的哲学应用于精神分析，他写道：

> 能动性（mobolity）变成了意图性的一种形式，从这个意义上说，它代替了笛卡尔哲学的我思故我在的行动的可能性。能动性不再是意识的女仆，不再是传输意识的手段。能动性跟感知觉一样，是我们在这个世界上的在场感的重要部分。二者都是意图性的形式，通过空间和时间来表达具身的在场感，意图性使我们与世界相遇。（1998a，p.91）

Sheets-Johnstone（2011）认为，我们是通过"运动至上（primacy of movement）"来发现我们的自我和这个世界的。他提出，我们具身的意识引出了具身的概念和表征，以及运动觉的概念和表征。根据具身认知的理论，在我们说话的时候，肉身的和动觉的形象被激活：我们让自己的话语具身。的确，对于说话时伴随的手势和表情动作加以研究，会发现我们说话时伴随的手势和表情动作既不需要什么模式，也不需要被人观看，似乎只是说话过程的一个必要的组成部分。这表明，这些手势和表情动作可能反映说话过程中潜在的思考过程，或者甚至在促进潜在的思考过程（Iverson & Goldin-Meadow，1998）。

波士顿变化过程研究小组提出，语言的流动嵌入我们的身体，并且通过内隐的关系知识而成形，这些知识为其提供了意义。他们指出，在咨询室里，分析师/病人听到言语的信息，并且搜集引发言语的那些潜在的内隐体验，而且感受到二者之间的差异。听者捕捉到这里有一个"完形（gestalt）"，然后必须通过反思的行为，从整体的意义上理解这个完形（Nahum，2008）。这个处理程序组成了"意图展开过程"的三个阶段。

1. 意图是在内隐层面被体验到的。

2. 这种内隐体验在言语上的版本植根于非言语的心理 / 身体（mental/body）的概念中，这些概念属于内隐的领域。

3. 在内隐和言语之间，不可避免地存在断裂，这个断裂的部分需要作为沟通中的"完形"而加以考虑和接纳（Nahum，2008，p.145）。

被内隐地体验到的意图的完形，这种内隐体验的言语版本，以及二者之间不可避免的断裂，在意图展开的过程中作为一个整体被沟通。

沟通是关系的工具。根据对婴儿发展的观察，在我们最亲密的关系中进行的沟通包含至关重要的内隐成分。人类沟通的内隐和外显领域都是具身的，而且我们的自我感和具身的存在体验都取决于意图、在空间中的运动和行为。在分析师和被分析者之间的很多错综复杂的互动并没有得到外显的言语的关注，这使得在治疗性变化的过程中，共同的内隐关系的程序更加重要。以远程技术为媒介的沟通在本质上是二维的，感官沟通的范围变窄了，并且变得不一样了，在同一个空间里移动和行动的可能性也受到了限制。在沟通中，这种内隐成分位于我们最深的关系交流的核心部位，也是外显的沟通开始浮现成形的地方。对于它的复杂性，远程技术的媒介可以成为一个充分的沟通管道吗？

右脑和内隐的过程

精神分析中的变化是怎样形成的，在波士顿变化过程研究小组对此展开研究的同时，Allan Schore（2005，2010，2011）也把大量的工作聚焦在内隐情感过程如何影响心理治疗性改变上。他强调内隐认知、内隐情感、沟通的核心作用，尤其关注右脑潜意识运作机制在心理治疗模式中的情感调节。Schore 是一位精神分析界的先驱人物，他整合了大量的跨学科实证研究，引用了当代神经科学家的观点，提出内隐的自我是在大脑右半球产生的，大脑右半球是人类潜意识的框架。跟波士顿变化过程研究小组一样，他指出，治疗师灵活地游走于每时每刻饱含情感的治疗性互动中，"靠的不是左脑外显的次级过程的认知，而是右脑内隐的初级过程，这个过程从情感层面推动了临床直觉"（2011，p.75）。他强调，病人和治疗师都需要进入右脑的内隐过程，这对于情感性治疗至关重要。

就像波士顿变化过程研究小组将内隐的领域描述为持续成长的、随着反思性-言语/外显领域一起发展，贯穿一生一样，Schore也将早期形成的内隐自我描述为持续发展的，尽管它与后期形成的有意识的外显的自我在功能上有质的区别。

Schore认为这个内隐的区域位于右脑，并说：

> 在**内隐认知**（右脑在潜意识层面处理来自外在世界的外感受性信息以及来自内在世界的内感受性信息）之外，内隐的概念还包括**内隐情感、内隐沟通和内隐自我调节**。（2011，p.77）

Schore引用神经科学家的观点并主张，大脑右半球集中参与了"保持前后一致性、连续性和统一性的自我感"（Devinsky, 2000, quoted in Schore, 2011）。左脑调节的是大部分的语言、意识、次级过程的行为，包括外显的分析性推理；右脑则对于更广泛的沟通至关重要，包括借助"关系性潜意识"而调解的自由联想和沉思浮想（Schore, 2011, p.78）。临床直觉也包括在其中，Schore认为临床直觉是治疗性情感的主要因素。

Schore提供了一种在心理治疗关系中的内隐沟通模型，涉及右脑对右脑的移情和反移情沟通，代表了治疗搭档双方的潜意识初级系统的互动。当次级过程沟通借助语词在外显层面传递时，大部分初级过程的信息是情感的并且是嵌入关系的，也在非言语的层面进行沟通。这种非言语的沟通包括身体的姿势和活动、手势、面部表情、语音语调以及说话的节奏（Dorpat，2001，p.451）。Schore补充说：

> 大脑左半球被语言的特定方面所主导，而右脑被情绪的沟通所主导，由于这个事实，我提出最好不要把心理治疗过程描述为"谈话治疗"，而应该描述为"沟通治疗"。（2005，p.840）

这种"沟通治疗"既涉及心智，也涉及身体，它们组成了范围广泛的内隐的非言语活动，可能需要共同在场，才能被传递和理解。

Schore利用从婴儿研究到神经科学的跨学科研究（例如，Brancucci et al.，2009；Minagawa-Kawai et al.；Papousek，2007）提出，在母婴互动和咨询室互动中发生的内隐的关系过程，是在心理生物层面的交流中传递的。

> 在自发的右脑对右脑、视觉–表情、听觉–韵律和触觉–本体感受这样充满情感的依恋沟通中，敏感的、调谐性的照看者在心理生物层面，在内隐的水平上调节婴儿被唤起的状态。（2011，p.79）

终其一生，我们"感知声音、面部、动作手势、气味和信息素(pheromones)*的神经基质，就像现代神经影像技术证实的那样，以一种普遍的大脑右半球的功能性不对称的模式为特点"（Brancucci et al.，2009，cited in Schore，2011）。Schore提出，关系性的信息是在非意识层面和直觉层面通过心理生物的渠道传递的，这些渠道取决于在早期依恋形成过程中建立起来的右脑的功能，并且作为一种沟通的模式持续贯穿一生。

---

* 也称作外激素，指的是由一个个体分泌到体外，被同物种的其他个体通过嗅觉器官察觉，使后者表现出某种行为、情绪、心理或生理机制改变的物质。——译者注

这些影响着依恋过程的内隐的心理生物交流，构成了治疗联盟建立的基础。神经科学家Jean Cecety和Thierry Chaminade将右脑的运作描述为人际间建立关系的根本。这些和治疗联盟中被特别使用的东西是一样的：

> 从本质上对自我而言私密的心理状态也许可以在个体之间分享……有意思的是，我们表征自己想法的能力与表征他人想法的能力非常紧密地绑定在一起，而且可能在大脑中具有同样的起源……由此我们可以理解自我觉察、共情、对他人的认同以及更加普遍意义上的主体间的过程，它们主要取决于大脑右半球的资源，这是大脑最早发展出来的部分。（Decety & Chaminade，2003，p.591）

Schore的理论认为，在前意识-潜意识层面发生的对具身的情绪进行的快速、自发的移情-反移情沟通，是病人和治疗师之间右脑对右脑的非言语交流的一个例证。这和波士顿变化过程研究小组的成员Karlen Lyons-Ruth的观点是一致的，她把产生关系的进程描述为"[发生]在内隐水平的快速的线索暗示和回应，发生得如此之快，以至无法同时实现言语交换和意识层面的反思"（2000，pp.91-92）。

他进一步解释说，这种"二元的心理生物学机制"使得潜意识情感可以被探查和沟通。他把弗洛伊德所描述的"均衡悬浮注意"和大脑右半球的运作联系在一起，右脑能产生广泛和全局性的知觉和概念，而左脑只有狭窄的局部的焦点和观念范围（Schore，2011，p.84）。

> 每时每刻，治疗师必须同时做两件事情：一是保持在心理生物层面，以一种右脑的均衡悬浮注意的状态，对病人进行调谐；二是进行一种直觉的、快速的、情绪层面的和毫不费力的右脑决策过

程，以便在充满张力的主体间的情境中进行探索。（Schore，2011，p.88）

Schore把右脑发生的内隐过程跟临床的直觉联系在一起，它"不是以实际的语言表达出来的，而是'具身'在'本能感觉（gut feeling）'中的，或者说是一种最初始的猜想，这些东西随后影响了我们的想法和对病人的询问"（2011，p.88）。他将其描述为"一种承载着情感的具身的认知，适用于'内隐的感受或知识'，尤其是在对关系不确定的时候"（2011，p.89）。在咨询室里，恰恰是在这些不确定的时刻，病人身上有可能发生治疗性改变（也可参见，Stern et al.，1998），前提是"当病人'持续存在'的内隐的自我经历着失整合（dis-integrating）的过程时，在这些充满情感压力的真实的当下时刻，治疗师能够在内隐的层面和主体性的层面跟病人在一起……"（2011，p.94）。

Schore指出，（临床）直觉通过运动觉、感受、形象和隐喻等形式呈现出来，这些都是右脑过程的产物。

> 解决方案就从这里显露出来了，但是被各种非言语形式的面纱遮盖着，它具有情绪性特点……跟左脑在意识上有目的的、分析性的探索策略完全不同，右脑产生主体性的领悟体验，由此一个新的解决方案被潜意识估算出来，随后在忽然间浮现到意识的觉察中。（2011，p.89）

这种快速的、非意识的对临床直觉的利用植根于具身的体验，如果能够在和病人调谐的时刻对此有所沟通，会在病人身上引发深刻的结构性变化。Schore假设，"情绪性右脑内隐的功能是心理治疗中自我探索过程的关键，尤其是在潜意识的情感方面，它有潜力被整合为一种更为复杂的内隐的自我感"（2011，p.94）。他强调，与现有的对咨询室里外显行为的研究相比，从临床和理论上对内隐的心理生物性的右脑系统加以理解是十分必要的：

> 正如被语言和言说过程支配的对左脑的研究，永远无法解释右脑特有的非言语层面的功能一样，使用语言的文本或叙述，对意识层面的心智的外显功能的输出产物进行研究，也永远无法揭示潜意识心智中内隐的心理生物层面的动力过程。（2010，p.179）

婴儿观察和认知神经科学的研究指出，分析师和病人之间的潜意识对话是内隐的，并且是植根于身体的。此外，在空间里的移动在本质上是心理意图的一种表达（Nahum，2008）。无论是参照波士顿变化过程研究小组关于内隐关系的知识的概念，还是参照Schore有关内隐的右脑对右脑的沟通模式，两种模型都提议，治疗师要通过"由临床直觉驱动的内隐的初级过程"，来处理治疗关系中每时每刻的变动（Schore，2011）。诸如Gallese这样的神经科学家，向我们描述了经由"意图上的调谐"而产生的一种直接的、不需要任何媒介的共同身体状态的体验，所以我们天生就具有共情理解的回应能力。

尽管借助技术媒介的远程治疗显然可以用来进行Schore所描述的左脑的"分析性探索的策略"，但所有关系的运作也取决于右脑的领悟时刻，这是由非言语的、具身的、基于感官的知觉来支撑的。当分析师描述他们做远程心理治疗时，紧张地集中注意力，努力"盯住屏幕"，所调动的是关注局部的大脑左半球的功能。这种知觉和观念范围被狭窄化的注意力或许是以牺牲大脑右半球运行的全面注意力为代价的，后者在Schore看来跟均衡悬浮注意联系在一起。

这种以手势、气味和信息素等精细微妙的非意识信息为基础的右脑沟通，真的可以通过以技术为媒介的远程沟通传递吗？这种"沟通治疗"是如此丰富地通过运动觉（身体姿态、手势、面部表情、说话的节奏和方式以及其他精细的尚未分化的线索等）来表达的，它真的可以通过数字方式传输吗？

所有关系——母婴、情侣以及治疗师-病人——的进化发展，都涉及两个身体在一起。仅从屏幕对屏幕的互动中，你不能把孩子养大，更不要说怀上孩子了。治疗性关系到底需要多少身体上在一起的亲密？技术产品又能提供多少在一起的感觉呢？

第六章

来自第二类实验室：
以技术为媒介的沟通

对于使用视频会议进行的精神分析性治疗，目前还没有什么针对性的研究被发表。这一点很重要，因为如前文所述，与认知行为治疗（cognitive-behavioural therapy，CBT）、支持性治疗、精神科干预和短程目标导向的认知治疗相比，精神分析性的沟通和治疗成效更依赖于沟通方式和治疗实施模式。例如，在海法大学（University of Haifa），有一些研究者（Barak et al.，2008）发表了一篇文献综述，对基于互联网的心理治疗成效进行了元分析。他们搜集了到2006年为止发表的实证研究，这些研究涵盖了基于互联网的多种沟通方式，包括自动（应答）软件、在线聊天群组、基于邮件和聊天方式的咨询、自助性的干预以及视频会议，处理的问题多种多样，比如儿童的大便失禁、惊恐发作障碍、减肥、戒烟、抑郁和焦虑等。对92个不同的研究所做的元分析表明，"在大部分研究里，通过使用各种各样的互联网应用和数种在线沟通方式，在线的治疗能够被有效地实施"（Barak et al.，2008）。因为使用的互联网沟通方式、治疗干预的模式以及病人的类型太庞杂，削弱了这项研究对于精神分析性实践的用处。此外，这项研究覆盖的实例都是指导性的、处方性的以及说教性的治疗模式，不像精神分析那样比较依靠分析师与病人的关系，而且涉及的病人也有太大的诊断范围，不是精神分析适用的病人。另外，对于是什么让在线治疗可以保持有效性，这篇文章并没有进行深入评估。约克大学述评和文献传递中心（Centre for Reviews and Dissemination of the University of York,）作为一个独立的研究评估服务机构，对这篇文献的评价如下："……因为囊括的研究无法确定其质量，可能存在偏差和跨研究的差异性，所以在解释作者的结论时需谨慎"（DARE, 2010）。

在另一个更加谨慎但同样是综合性的评述中，Richardson及其同事（2009）写道：

> 通常，成效研究会把关注点放在一般性的精神科服务方面……而不是放在心理治疗上，而且大部分被回顾的心理治疗研究都没能使用手册式或者可复制的干预。（p.332）

在托德·埃西格对福布斯网站做访谈时，他采访的首席撰稿人Lisa Richardson讲道："……用来支持远程心理健康干预的临床效果的实证研究尚待开发"（Essig, 2011）。

这些综述和更普遍意义的对远程精神科治疗的述评（例如，Hilty et al., 2004）缺乏对精神分析性情境的针对性。大部分对于技术媒介的远程沟通进行的研究，都发生在精神分析领域之外，诸如行为和信息科技以及人-机研究学科。为了探讨以计算机为媒介的沟通的有效性的基础，我们需要从这些领域着手。

以计算机为媒介的沟通领域所做的大部分工作，其最初的目的是为工作情境提供有效的沟通渠道。全球化的增长意味着组织机构需要员工可以进行远程和跨时区的沟通。早期的研究关注的是书写或仅限于听觉的沟通，因为这是那个时候最方便可及的技术。

在对比面对面和视频、电话或文字信息的沟通方面，有大量的有时相互矛盾的文献（O'Conaill et al., 1993, Whittaker, 2003a）。不过，所有这些研究针对的都是任务导向的信息交流的情境，例如，在地图上寻找地点，或者共同建起一个物理层面的东西。Whittaker（2003a）提出了一个"带宽假设（bandwidth hypothesis）"。在这个假设中，她预测当感知觉的线索比较少时，沟通的效率也会比较差。与直觉恰恰相反，实际证明情况并非如此：在听觉模式的基础上增加了视觉模式，并没有提升沟通的效果。因为这些研究专门针对任务导向的情境，所以其结果无法适用于精神分析性情境，因为这个情境里的沟通模式并不局限在控制物理层面的东西或交流具体的信息上。事实上，Whittaker补充说，在感知觉模式的成效方面，除了听和看，没有其他方面的研究，而在一种任务项上得出的研究结果不能推广到另一种上。

在这方面，Isaacs和Tang（1994）得出的结论不一样，他们比较了通过视频进行的合作和仅仅通过音频的合作，发现互动变得更加精细、自然和容易了。他们指出，这或许并不会让团队完成工作任务的时间加快（这在这些研究中是衡量有效性的指标），但它提供了社交性沟通的一个重要渠道。

重要的是，其他的研究发现，虽然仅有听觉的系统和包含视觉在内的系统是等效的，但是只有身体完全共同在场才会使得参与者的语言和建立关系的风格产生差异（O'Conaill et al., 1993；Rutter et al., 1981；Sellen, 1995）。在一个有趣的研究中，Rutter及其同事（1981）让实验参与者处于没有那么任务聚焦的情境下，让他们交谈有关社会政治的议题。实验参与者被分为四组：面对面、在不同的房间做仅有听觉的沟通、在不同的房间既有听觉也有视觉的联系，以及共同出现在一个房间但被一个幕帘阻挡了视觉而进行沟通。研究表明，面对面的沟通比研究中的其他模式胜出很多，因为有更多来自视觉和身体在场的线索可以获取。在视觉-听觉参与和共同在场但有帘幕阻挡的情况下，这个量值就下降了；在这两种情境中，下降的状况大体相等。最后，从不同房间仅仅使用听觉的实验参与者在沟通的丰富性上排在最低。

有趣的是，当实验参与者共同在场但是视觉上看不到时，沟通的质量跟视频-音频全面沟通的状况至少被排到了同样高的水平上。这些研究结果支持了我对分析师的访谈结果，他们强调，即便在屏幕上能够看到整个身体，他们对于关系的体验也跟身体共同在场有根本的不同。Maria Celano 的体验也强调了这一点，她生动地描述了在共同的环境中，她对分析师在场的体验，与跟她使用技术媒介远程沟通时对分析师的体验是非常不同的，尽管在任何一种情况下，她都无法看到对方。

共识

在一个共同的物理环境中，享有眼前能相互看到的共同的景观，这是双方对某些问题的认识产生关联的一个关键的非言语因素；如果双方眼前的景观不相关，可能会削弱沟通的过程（Olson & Olson，2000；Whittaker，2003a）。这是一个来自人机互动的研究，这个研究发现借助技术媒介的沟通会给参与者带来各种各样的限制，包括因为没有身体的共同在场而导致无法建立共识（common ground）（Kirk et al.，2010）。

共识理论认为，共识由一系列"相互间的了解、相互间的信赖和相互间的假设"组成，这是两个人沟通的关键，是建立信任的非常重要的前奏（Clark & Brennan，1991）。这个理论认为，媒介的限制可能给沟通带来局限，从而导致参与者为了建立共识而不得不去适应这些限制（Hildreth et al.，1998）。以技术为媒介的沟通带给参与者的限制是方方面面的，包括对共同在场（co-presence）的限制（没有共同的物理环境、无法获取共同的环境中的物体的信息，而这原本让参与者可以相互参照，并拥有共同来龙去脉的环境背景）、可视性（视频会议让参与者可以看到面部，这无法提供跟共同在场时一样的信息和丰富的线索，比如另一个人正在看着什么）、可听性、共同的时间性（co-temporality；对于不同的昼夜节律情境的体验）和共时性（simultaneity；沟通中的滞后会影响情感的共同体验）、内隐的线索，以及通过多元的渠道而来的精细信息——包括声音、面部表情和身体姿态（Clark & Brennan，1991；Olson & Olson，2000，p.149）。

……行为研究表明，视频会议系统无法让双方充分分享共同的物理参考框架，而正是物理参考框架使得相互的行动和互动变得可以被理解……[这里存在的困难是]把人和他们正在与之互动的物体之间的关系都放进这个框架。大部分视频系统无法让参与者了解对方参与者的视野和对方看他们的角度，导致参与者不得不在尝试理解对方的时候牺牲对对方图像和视角的理解。最后的一个问题涉及在更广泛的层面建立共同视角……视频系统在建立合作者之间相互的觉察上[制造了困难]。在**共同的物理**空间中，彼此觉察对方的视角和方向定位是一个基本的东西，但是在**共同的视频**空间中要重建这一点就太困难了。(Kirk et al., 2010, p.136)

在通常意义上，具备联合注意的能力对沟通是很重要的，对于远程沟通和精神分析性沟通尤其重要。George是一位音乐家，在巡回演出时，他使用以计算机为媒介的沟通方式跟分析师工作，他解释说："当我跟分析师在同一个房间时，看她办公室里的东西是参与治疗过程的一种方式。我可以看着她的脸，但是那挺分神的，所以我就看着我们都能看见的东西。在Skype上，我只能看着她的脸，但是在那个房间里时，我们有共同的理解，那就是我们在看着同样的东西。"

Goldberg（2012）提出，分析师和病人之间共同的、共用的（communal）知觉，促进了病人内在的转化性体验：

有种东西只从个体的知觉中是找不到的，或者只从跟另一个客体建立关系的前后过程中是找不到的。共同生活在共同的感知行为中的独特之处在于，一个人，在某种意义上，分享了另一个人身体的感觉……在只有一个个体的情况下，这种意识的扩展是危险的。(p.796)

George继续表示，"[Skype]感觉[跟咨询室]很不同。我很容易就解离（dissociate）了，当我看屏幕之外的地方时，我的目光会落在我桌上的某个东西上，我的治疗师看不到这个东西，只有我能看到。在这一刻，我就撤了。我不觉得这样的事会在咨询室里发生。在那里，我看到的东西都是我们能一起看到的。"

治疗双方参与的是共同的感官体验，"一种知觉性的共识"。这种共同的感官体验让病人以一种新的方式使用外部世界的客体。它为"共同做梦（communal dreaming）"奠定了基础（参见Ogden，1996），也让温尼科特的"统觉感"的概念成为可能，由此产生一种自我感和真实的感受（Goldberg，2012，pp.796-797）。

相对于处在共同的空间，网络摄像头中静态的受限的画面给身体带来了巨大的不同体验："看不到完整的身体造成巨大的差异。病人的脸不是太近了，就是太远了，这取决于她把计算机放在哪里……她动来动去的。她是一个非常有身体感的人，她没法儿坐着不动……这种活动用网络摄像头呈现出来就很夸张……在某种程度上，感觉有点儿像鬼影：说鬼影是因为只能看到身体的一部分——我很高兴我们谈到了这一点：之前我从来都没有想过这一点，即无法拥有完整的知觉。"一位分析师这样说。

显性的距离——空间关系学（proxemics）——影响着行为。通常，在一个共同在场的情境中，我们会让彼此的身体靠得近一些或远一些，来调整声音和影像。在虚拟世界中，这些身体性的特点被拆散了，需要我们移动麦克风、摄像头或显示器来实现（或者，在使用笔记本电脑的情况下，需要移动整个设备）（Olson & Olson，2000）。

因为只能看到身体的局部而造成的身体图像扭曲，以及常常出现的传输问题和延迟，让我们无法产生对于另一个人的"完形"的知觉："因为看不到整个身体而带来的差异太大了""你在跟部分客体工作：确实只有头和肩膀……"

那个音乐家George，他将自己的屏幕治疗体验和远程音乐课程做了对比："在屏幕上要同时看到两只手弹奏吉他是非常不容易的。解决方案就是使用分屏，以保证你可以同时看到老师的两只手。这比什么都没有强，但是学生无法体验完整的生理的和音乐的完形过程。这些连不起来了。这可不像老师亲身在这里。"

最近的研究发现，当情感体验在强度上达到高潮时，积极的和消极的情感都可以单独成功地从身体姿态中区分出来，但是无法单独从面部加以区分。在这一段情感强度的高峰期，面部表情本身是模棱两可的。这说明积极情绪和消极情绪的面部表达是重叠的，并且没有传递有助于判断特定情感的有用信息。研究表明，身体整体的姿态才是传递情感的关键。这一点是用以下方式证实的：让研究的参与者看没有身体的面部、没有面部的身体、一个身体和与身体表情一致的面部，或者有身体但是面部经过"图像处理的（photoshopped）"与身体不符合的情绪。研究发现，在每一种情况下，其实是身体的姿态交流了准确的情绪信息。这些研究的结果是违反直觉的，为了与直觉保持一致，观察者报告说他们的知觉是根据面部表情而来的，尽管事实表明，他们实际上是通过身体的部分而搜集相关信息的。这些结果挑战了情绪表达的标准模式，并且突显了整个身体在表达和察觉情绪中的关键作用（Aviezer et al., 2012）。

缺乏共同的知觉和联合注意的可能性，以及只有部分或变形的身体视觉影像，会妨碍沟通以及建立共识。没有共识，很难发展信任感，这对任何功能性关系而言都是关键。

信任

在以技术为媒介的远程沟通世界中，信任是非常微妙的。当然，这不仅仅是工作环境中的一个必需条件，也适用于所有关系。信任让我们可以诚实、真诚地对待彼此，并且可以允许我们体验自己的脆弱。共同的体验有助于促进彼此的信任。在一个有关群体互动中的信任的研究中，Rocco（1998）发现，当群体合作的活动开始借助电子产品来进行时，信任就崩解了。在这个两阶段实验中，她对比分析了面对面沟通的效果与电子化的沟通效果，发现参与者之间的信任只有在面对面的沟通中才能成功建立起来。在第二个阶段的研究中，她发现如果群体成员在电子化沟通之前有过面对面会议，会提升电子化群体沟通中的信任。这个研究发现面对面的交流促进了社交。虽然Rocco的研究中没有使用视频会议，但她使用的例子包括了需要事先有面对面的接触才能建立起信任的沟通方式。

在后来一个包含了视频会议的研究中，研究者发现在沟通中把视频和音频都包括进来，能显著提高参与者之间的信任感（在仅有音频的情况下，会差一些），尽管在借助媒介的情况下，信任的建立比较缓慢，而且视频会议的参与者需要多一些时间才能"赶上"那些面对面的参与者。此外，他们的研究数据表明，在借助媒介进行沟通的参与者中间建立起来的信任更加脆弱：很快建立起来，但是持续时间不长（Bos et al., 2001, 2002）。跟Rocco一样，后来的研究者证实，在借助电子产品沟通的人中，事先的面对面会见有助于建立并保持信任（Olson & Olson, 2006）。这些结果对于从事远程治疗的人而言，有其重大意义。它们表明，在进行远程沟通之前，先通过共同在场而建立起信任基础是非常有利的。这一点从直觉上是合情合理的，来自治疗师和病人的坊间传闻也证明了这一点。

我认为在言语沟通中，潜意识会被捕捉到并加以利用，即便是在Skype上，你们之间仍然存在一种氛围，因为你至少在此之前见过真人，**有一种留存下来的信任和理解**，这让另一个人能够更加自由地联想，否则不太容易。

跟我谈过话的治疗师同意，跟病人在共同的环境中的工作记忆，让他们可以更好地在借助技术媒介的远程沟通中，延续一种理解和被理解的联结。

凝视

在当今的视频技术设备中，相互的凝视（gaze）是不可能实现的。当两个参与者一起从事某项任务时，相互间的凝视或许频率不高，但是社交性情感信息的交流取决于面部表情和凝视。人们倾向于通过凝视的方式来评估彼此（Whittaker，2002a）。我们都擅长察觉他人凝视的方向，并且结合由他人的情境暗示出来的信息，通过他们的凝视解释他们的心智状态。麻省理工学院的"科学、技术和社会项目（Science, Technology, and Society）"中的心理学家、科学和技术的社会研究教授Sherry Turkle（2011），在描述跟女儿用Skype沟通时，谈过这个特别的议题："在Skype上，你们彼此可以看见，但是你无法实现目光对视……我女儿的表情中有一种自己一个人的感觉"（p.299）。

在沟通中，如何使用凝视的规则是复杂的，并且取决于文化（Donath，2001），但是毫无疑问，眼对眼的接触和相互间的凝视是从婴儿发展的很早期就建立起来的行为，并且持续一生，创造出沟通性信息的输入和输出。哲学教授Kim Maclaran（2008）写过，母婴之间的凝视确认了人性和意图性。寻求目光对视是想要跟他人建立关系的一种尝试。接受婴儿的凝视，让成人确认他们正在作为一个有意图的沟通者与婴儿建立联系，而婴儿也是一个正在沟通的有意图的人（p.86）。

> 把凝视带入借助媒介的远程世界是艰难的，因为凝视像一个桥梁把人们之间的空间衔接起来——而使用技术媒介对话的人不在同一个空间。处理这个问题需要一种方式，让参与者发出富有意

> 义的凝视模式的信号，不仅如此，还需要建立一个共同的让他们凝
> 视到对方的视觉空间……在视频会议上，根本的问题是参与者没
> 有共同的空间。（Donath，2001，p.381）

对于当下的技术发展水平，在使用技术媒介的沟通中，似乎唯一的跟对方目光交汇的方式就是凝视着摄像头，而这实际上反而妨碍了相互间的凝视体验。"你得盯着摄像头看，让你的凝视看起来是连接上了，但无论如何，这是对联结的一种模拟。"一位分析师这样告诉我。

在远程的沟通中，屏幕的使用把头部和肩部从身体上孤立出来了，可能放大了对脸部和眼睛的视觉影像。同时，经常发生的导致延迟的和让凝视偏离中心的不良传输信号又增加了扭曲。外围视野（peripheral vision）受到局限或者无法实现了。即便使用最先进的设备，凝视也无法跟我们真实世界里的期待相匹配。

剑桥大学的心理发展病理学教授Simon Baron-Cohen（2011）指出，为了对人们的情绪和精神状态做出判断，能够与对方进行目光交流是很重要的。他引述了对一个病人的研究，这个病人的杏仁核受过损伤，这个损伤特异性地限制了她跟人目光对视并解释他人情绪的能力（Spezio et al.，2007）。杏仁核是大脑中一个很小的部位，位于颞叶深处。它处理感官信息，并且跟情绪过程联系在一起，也关联着记忆和做出决定。它涉及"共情回路（empathy circuit）"。眼睛是解释人类情绪状态的钥匙，而没有能力进行目光对视限制了识别他人情绪的能力（Baron-Cohen，2011，p.3）。

当然，对于在分析师的治疗中使用躺椅的病人而言，可能本来就是这种模式，但是治疗双方在会谈开始和躺椅使用完毕的时候，仍然可能有直接的照面，与此同时存在的还有外围视野，以及双方都具身处在这个房间而带来的所有差异。这些是共同的具身性沟通，无论暂时的身体姿态是怎样的，它都有继续下去的可能性。

注意力

大脑终其一生都保持着可塑性，并且已经有研究证明我们使用互联网的方式改变了我们的神经通道。互联网的使用推动我们迅速撤去表面上输入进来的数据，挑选出我们需要的细节（Carr，2011；Small & Vorgan，2008）。当大脑的那些执行迅速扫描、搜索、评估、处理多重感官刺激的部位得到提升时，建立丰富的心理联结和沉浸性思考的能力的部位却刺激不足。"我们对网络使用得越多，我们就越把大脑训练得注意力分散——虽然可以非常迅速和非常有效地处理信息，却失去了可持续的注意力"（Carr，2011，p.194；楷体为本书作者以示强调的部分）。实际上，治疗师和病人所依赖的随时可及的远程沟通技术把这种"永远在线的"分散的注意力的可能性带入了会谈。

苹果公司和微软公司研究部门的前任高级主管Linda Stone把这种注意力称为"持续的局部注意力（continuous partial attention）"（2009）。持续的局部注意力过程对于大部分使用互联网的人是很熟悉的，它涉及要对许多输入进来的信息资源给予同步注意，但对它的注意只停留在表面。如果你有十几岁的孩子，你会看到他们坐在屏幕面前，用Word*文档写家庭作业，而同时其他很多窗口也会开着，跟朋友聊天，查看Facebook，听着音乐，还注意看着有没有电子邮件进来。他们或许还把手机放在旁边，在手机上接收和发送着大量的文本信息。当你参加一个会议时，你和你的同事可能一边听着大会发言，一边查看智能手机上的电话、信息和邮件等。这种注意力的使用跟多任务处理（multi-tasking）是不同的，执行多任务是为了更有成效，它是自动化的过程，只有极少的认知过程。多任务处理的目的是为了给后续留出时间，来完成一个不同的事务。持续的局部注意力则是一种状态，在这个状态

---

* 微软公司的一个文字处理应用程序。——译者注

中，注意力参与多重活动，而所有活动都需要认知资源（例如，阅读电子邮件和参加电话会议）。它也涉及参与首要任务。

> 在扫描其他人、活动和机会的同时，首要的任务就被其他一些事情代替了，一些似乎在下一个时刻更重要的事情……持续的局部注意力是永远"开着"的，在任何地方、任何时间、任何场合都开着，这样的行为创造出一种危机感……我们要求自己从事多重的具有认知复杂性的行动。（Stone，2009）

当Stone在纽约大学任教时，她注意到自己的研究生对于他们的电子产品处在一种高度警觉的状态中，存在一种连续的人为的紧急状态。可以"一直在线"的能力，对任何一个沟通成员都要即刻回应，这导致一种过度刺激的感受，让人感觉到不知所措。"我们如此触手可及，我们又触不可及"（Stone，2009）。在一个屏幕上同时开着好几个窗口，所有的窗口都同时输送着不同的信息。

> 在网上，有窗口里的窗口里的窗口，更不用提很长的一排标签，随时诱使你打开更多的窗口……［这］已经变得如此稀松平常，以至如果回到计算机上只能运行一个程序，或者一次只能打开一个文档的时代，我们中的大部分人都会觉得无法忍受。（Carr，2011，p.113）

计算机就是这样设计的，而这就是工具如何反过来塑造了使用者的。那位对在酒店里做治疗工作而激动的精神分析取向的同行，和《纽约时报》刊文中开心地在游泳池旁做治疗的Melissa Weinblatt，都对此欢欣不已：你可以在任何地方、任何时间建立这种联结。

跟病人和临床工作者的交流显示，让好多个窗口就这么在屏幕上开着，或者把智能手机就这么毫无觉察地放在桌子上，都可能打断人的均衡悬浮注意，让共同的沉思浮想的状态脱离轨道。治疗搭档中的有些人发现自己很难不被这种局部注意力诱惑，而另外一些人为了防止分心而保持高强度的注意力，丧失了"只是倾听，不被打扰……把任何事都保持在心里"的能力（Freud，1912b）。对技术设备其他用途的联想，让使用者对此产生了一种潜意识的期待。

近期在《环境和行为》（*Environment and Behavior*）期刊上发表的一个研究表明，即便只是把移动电话或智能手机放在附近的桌上，或者拿在手里，也会削弱共同在场时交流的品质，使参与交流者之间的共情水平降低，尤其是在他们已经具备亲近关系的情况下（Misra et al.，2014）。只要电话在参与者的视线之内，即使参与者没有主动地查看电话，其注意力的品质也会受到影响。弗吉尼亚科技公司（Virginia Tech）的研究团队（Misra及其同事）写道：

在高科技的社会中，移动电话具备一种象征意义。即便它们并没有处在使用中的状态，或者并没有嘟嘟、哔哔的声响，没有振铃或闪动信号，它们也在代表人们广泛的关系网络，并且是进入巨量信息汇集地的入口。所以，在社会–身体性的周围环境中，只要移动电话在，就有潜在的可能性把人的意识分成不同的部分：一部分是眼前和当下即刻的环境，一部分是物理空间上远程和看不见的社交网络和背景。在有移动电话的情况下，人们会经常急切地搜寻信息，查阅沟通的状况，并把他们的思绪朝向其他人或另外的世界。当今的科技具备这样的潜质，即使并没有主动使用，移动电话也会把人从面对面的交流中支开，从而暗中削弱这些联结的特质和深度。人会更有可能错过那些微妙的线索、面部表情的表达和对话中另一方的语音语调，而且目光交流会减少。（Misra et al.，

2014，p.17）

作者们把这种被分割的注意力描述为一种持续的"多重意识状态（state of poly-consciousness）"，因为存在一种持续的觉察，就是可能随时要发生联结。他们提出了这样的想法：当代表了关系网络的技术装备近在眼前时，会增加使用者情绪层面的唤起水平，导致"分神冲突（distraction conflict）"。分神冲突被界定为注意力冲突，它发生在当一个人尝试在同一个时间对多重任务给予关注的时候（Misra et al.，p.7）。这对于使用技术媒介进行远程沟通的治疗师和病人而言，意义十分重大，因为沟通所使用的手段本身就代表着瞬时信息的路径入口，同时也是承载多重关系网络的容器。即便桌子上没有放着智能手机（而且是更常见的情况），计算机也具有同样的功用，因此也具有同样的分散注意力的潜在可能。

技术媒介提供的环境鼓励迅速扫描、处理和多任务，这和对感受进行深入且复杂的探索不相符，它把整个社会都推向缩短的"三言两语（sound-bite）"式的沟通（Gergen，2002；Misra et al.，2014；Turkle，2011）。几乎没有人指出，这种以技术媒介为支撑的沟通，是精神分析性进程所需要的均衡悬浮注意和沉思浮想的对立面。此外，有些分析师代偿性地采用高强度聚焦的注意力，以避免注意力分散或克服技术设备连接时的麻烦，这也冲击了自由悬浮的注意力。

Antonio Damasio所做的一项研究显示，更高级的情绪，比如共情和同情，是从"本身就十分缓慢"（Marziali，2009）的神经过程中逐渐出现的。他的研究是最早针对跟道德决策相关的情绪而对大脑做出的研究之一。这个研究发现，对于某些心理进程来说，数字媒介可能更加适用，对于其他心理进程则并不适用。产生共情的反省性思维的加工过程，与使用技术媒介时加工多重感官刺激的过程相比，需要更长的时间。在被南加州大学新闻网（University of Southern California News）采访时，南加州大学安嫩伯格传媒学院（USC Annenberg media）的媒体学者Manuel Castells说："对于人在数字沟通的环境中如何知觉事物，Damasio的研究具有非凡的意义。要在一个关系中对心理痛苦给予持续的悲悯，需要一定持续的、情绪层面的注意力"（Marziali，2009）。

看上去，我们希望促进"[我们自身]降服于自己潜意识的过程……捕捉到病人潜意识的漂移流动"（Freud，1923a，p.239），而我们借助的工具反而鼓励和推动我们习惯性地从相反的方向使用我们的心智。

距离仍然重要

"我在治疗一位中国的病人。"一位来自北美的治疗师说："因为时差的缘故，会谈定在我这边早上特别早的时间，对他来说则是晚上特别晚的时间。在会谈结束的时候，他说：'我一直在看着你背后的窗户，太阳出来了。'"

提供远程治疗的治疗师，可以治疗那些生活在完全不同的地理区域、不同时区和不同文化中的人。但是即便治疗双方生活在同一个国家，只有一两小时的时差，也同样受到时差和天气的影响。会谈经常要以某种校准或调整定向来开始。"你看上去有点儿累；光线挺暗的。""看上去那边挺冷的。""我看到新闻，你们那儿发大水了。"一位英国的治疗师这样描述她见一位美国病人时，会谈刚刚开始的那个时候，"她刚刚从床上起来，打开了计算机看见我，好像那天对她来说都还没开始一样……"

科技产品让这个世界仿佛缩水了，距离不再遥远。我在早上不仅可以见到在已是夜晚的伦敦的儿子，他还可以带着我参观他的公寓，而实际上，我连半只脚都没有踏进过这个公寓。Cairncross（2001）在《距离的死亡：沟通革命正在如何改变我们的生活》（*The Death of Distance: How the Communications Revolution Is Changing Our Lives*）一书中指出，新的沟通科技产品迅速让地理、国界和时差对于我们如何安排个人生活和处理商业事务变得无关紧要。如同精神分析师 Ricardo Carlino（2011，p.103）提出的，技术真的让亲密感脱离了地理距离的影响了吗？当治疗师和病人并没有共同的昼夜节律或共同的气候体验时，这对分析性关系意味着什么？没有共同的身体对身体的联合体验，仅仅是心智对心智的联系，就足够了吗？

加州大学尔湾分校的心理学家以及信息和计算机科学教授 Gary Olson 和 Judith Olson，用了 20 余年的时间对以计算机为媒介的团体工作进行了研究。他们描述道：

> 人的面对面的互动有一些特点，尤其是在这些互动发生的空间-时间背景上，这些或许在实用的层面是被新兴的科技产品复制出来了，或许从逻辑上又是无法复制的……尽管我们使用远程技术实现了沟通，但所在地的物理身体层面的背景、时区、文化和语言等方面的差异全都存在。虽然我们今天已经实现了某些远程的工作，但是它的某些方面依然是困难的，即便将来的技术可以支持这个部分，困难也还是可能存在的。（2000，pp.140-141）

虽然技术的改进或许会解决一些沟通中的问题，Olson 觉得有一些挑战永远都无法应对。比如，他们的研究发现，"紧密耦合的工作（tightly coupled work）"在远程的情况下是非常困难的。紧密耦合的工作是高度相互依赖的工作，它需要参与者之间复杂的沟通，有能力进行快速来回的对话，对不确定性或误解可以觉察和修复（Olson & Olson，2000，p.163）。它需要一种轻松流畅的参与。网络摄像头静态的特性以及它对视线的限制，意味我们无法那么容易地进行丰富的沟通（伴随着无数的社交性线索）。显然，沟通需要更大的努力，并且为了补偿这些不足，参与者发展出了新的沟通风格。Guiseppe Riva、John Waterworth 和 Eva Waterworth，以及 Fabrizia Mantovani，这些信息学领域的研究者提出，当我们没有有意识地伴随注意地努力获取信息，我们会体验到一种强烈的经过媒介的在场感 (Riva et al., 2009)。我们对技术媒介的觉察会消失，我们知觉和行动的方式好像不存在这些媒介一样。存取信息的努力越大，在场感的等级越低，而在场感是和另外一个人一起在世存在的必不可少的体验 (Campanella Bracken & Skalski, 2010, p.187)。这一点让我们回想起临床工作者和病人报告的使用技术媒介的远程沟通体验，他们体验到紧张的注意力打断了思维的自由流动。他们高度集中注意力，是为了尝试补偿被减弱的多重感官信息的丰富程度，并且保持住一种有联结的在场感。此处的自相矛盾在于，这种注意力的集中反过来既削弱了自由悬浮注意，也削弱了对在场感自然而然的体验。

两位Olson发现，需要在一起从事紧密耦合工作的人最终会选择一种共同在场的环境设置来安排工作，而非继续采取远程工作的方式。"工作会被重新组织，以契合地理方位"（Olson & Olson, 2000, p.163）。即便远程沟通聊胜于无，如果可以选择，它也并不是一种理想的沟通方式。

硬件设备本身也影响对亲密和距离的感知，而且治疗师观察到，他们的体验可能是混淆和违反直觉的。他们有时会选择使用耳机，因为这有可能改善清晰度、减少回声而且屏蔽噪声的选项，让信息更富有情感性。"我的病人选择使用耳机，并且要求我也这些做，'因为她觉得这样会跟我近一些'。如果我戴着耳机，我的被分析者也戴着耳机，我会更好地感受到病人一呼一吸的过程，以及特定的情绪上的语调……我发觉这是跟在一个房间里共处状态最接近的方法……"但是，这个分析师又补充说："在某种意义上，这又是个问题。在常规的分析中，你的嘴是不会靠近那个人的耳朵讲话的，不过那时你是在同一个房间里，所以我的确觉得这里面有某种东西是关于对亲密程度保持觉察的……这里面甚至有一种性的成分。"

Alex是一位实习医生，为了继续他在医学院受训时就开始的一个精神分析工作，他使用了远程技术媒介，他告诉我，"使用耳机感觉上并不像是在现实层面更深入了一步——它更像是跳开了一步。感受到声音是在你的头里面，似乎这不是另外一个人，而是一种在里面的内部的交谈，在这种感受里，有些东西不太牢靠。"沙夫（Scharff, 2012）写道："当声音进到耳机里时，与在同一个房间时双方之间有更大的空间距离相比，被分析者的声音以一种更加全面的方式，传输到分析师的心智里面……"（p.81）。她提出，声音在分析师耳中直接播放出来，会培养一种可以支持容器功能的联结感。另外一位分析师的看法则不同，"从耳朵里面出来的声音太近了，是一种有些倒错意味的亲密，一种被刺激出来的亲密（stimulated closeness）"。无论一个人是否把直接传送到心智中的声音体验为听觉上的整体性，或倒错的亲密；或是从病人的视角看，它是不现实的，还是一个容器，这都具有十分重要的意义，也就是声音和耳朵之间的关系，与在咨询室里共同在场时相比，变得不一样了。这种差异对分析师和被分析者都有影响，都需要纳入考虑的范围。这些增强了的亲密感意味着什么？从同一个房间里两个参与者之间更加有空间距离的声音，到顺着线路传送到你耳朵里面的声音，这些体验方面的改变又意味着什么？

对在屏幕上看到的景观的体验是让人困惑和自相矛盾的："我看见他的头，他的肩膀，在一个椅子里……他被微缩在屏幕上了，所以尽管摄像头离他的距离比我如果在同一个房间离他的距离近，但是因为他被微缩了，看起来并没有更近的感觉。"屏幕上图像的尺寸在很大程度上影响参与者建立联系的方式。在实验室从事人机交互研究的人发现，图像越小，对话交流就越僵硬和正式，而更大一些和更近一些的图像会让互动变得更加放松和自然（Olson & Olson, 2000，p.154）。

对于借助技术媒介的远程沟通，科技的怪异感和局限性并不是唯一的影响因素。加州大学尔湾分校信息学系的一位教授Gloria Mark及其同事Erin Bradner做了一个令人好奇的研究，有关距离的心理学意义（Bradner & Mark, 2002）。为了衡量两位参与者之间的互动，他们布置了三项实验任务，其中一位参与者是志愿者，一位是有报酬的研究合作者，而志愿者对此并不知情。其中一项任务是衡量说服力（persuasion），一项是衡量欺骗性（deception），另一项是衡量合作性（cooperation）。志愿者要么被告知正在和他们沟通的搭档来自同一个城市，要么被告知对方来自远方的一个城市，大概5000公里之外的地方。而实际上，参与的合作研究者就坐在隔壁的一个房间。他们通过音频-视频的方式（在研究的另一个版本中，他们使用即时性的文字信息沟通）联系。无论是在同一个城市条件下，还是在远方城市条件下，网络延迟的量是没有差异的。

他们的研究结果令人吃惊。这些结果挑战了原来的假设，即一旦某个沟通的渠道建立起来了，两位参与者之间的地理距离就无关紧要了。志愿者跟研究合作者互动时表现出了差异，这个差异取决于志愿者是否相信研究合作者是在同一个城市，还是在远方的另一个城市。如果他们以为她在一个远方的城市，就没有那么多信任，更容易发生欺骗，而且合作性也变差了。随着时间的推移，合作看上去还是建立起来了；但是研究者好奇，这样的信任是否属于一种所谓"快速信任（quick trust）"的现象，这是远程沟通者所展示出来的一种倾向性，最初的信任能被快速建立，但维持时间短暂（Bradner & Mark，2002，p.232）。

Bradner和Mark提出，社会认同理论（social identity theory）和社会影响理论（social impact theory）可以对他们的研究数据做出解释。社会认同理论提出，人们会认为附近的人在技能上比远方的人优秀一些。社会影响理论提出，在远程状态的人会觉得对另一个人产生的影响小一些（因此对自我描述的欺骗性增加了）。除此之外，他们还提出，如果可以面对面地见到研究合作者，或许会对志愿者的行为产生影响。

这些研究结果为远程治疗提出了重要的问题。不同的时区和不同的昼夜节律会对治疗双方产生什么样的影响呢？ Olson和Olson认为，这会让需要合作的工作产生差异，尤其是当研究表明，参与者不得不付出更多努力来沟通，并且要调整他们常规的沟通风格去适应时，当今时代科技上的局限性又怎样影响了治疗工作中必需的不用费力的流畅性呢？对于那些同意跟从来没有在同一个咨询室里见过的病人做治疗的治疗师来说，影响又是怎样的？在借助技术媒介的远程沟通参与者之间，欺骗确实会发生，而且比起面对面见到的人而言，欺骗更容易发生。那么，在治疗关系中，距离是怎样影响信任和诚实的？

第三部分

在 屏 幕 上

第七章

媒 介 设 备

我准备好拍自己的特写了

"珍，亲爱的，你看上去太可爱啦！你是怎么做到的？"珍·杰特逊，20世纪60年代幻想未来的动画情景喜剧《杰特逊一家》（*The Jetsons*）里的妈妈，一大早就接到了朋友格洛丽亚的电话。格洛丽亚是一位很有魅力的女士，而珍刚起床，蓬头垢面的。因为害怕这个样子出现在格洛丽亚面前，珍迅速抓起她的"早晨面具"戴在了脸上。这个面具呈现的是她最完美的妆容。当我在谷歌搜索引擎上搜索"Skype和妆容"时，跳出了70.6万个结果，大多数讲的都是如何在进行Skype面试时呈现最佳的自己，其中包括背景、灯光、衣着、妆容等各方面的建议，比如衣服的款式和色调（需要与视频协调），妆容的效果要像"你第一次上电视一样"。一个美妆博客网站的化妆师建议注意镜头的角度，否则你的脸会变形，比如下巴看起来太宽、变成双下巴或者让人只看到一个鼻子以上部位的特写等。他们建议女性把妆化得比平时浓一些，否则在视频上看不出化妆的效果。他们还提醒我们，在镜头上的我们看起来比实际重5千克左右。他们甚至会非常明确地推荐化妆品的品牌，这些品牌就是为了让视频特写镜头有更好的品质而设计的。他们告诫居家办公需要参加视频会议的人，一定要学习管理视频的技巧，比如如何控制背景噪声、如何给摄像头取景等。

当你看着四五十厘米之外的屏幕，或者被这样看着的时候，这和本人是不一样的。"我俩在屏幕上看起来像两个硕大的头。"显然，这位分析师也觉察到了自己在屏幕上的样子，这一点很重要。视频会议软件通常会在计算机屏幕的某个角落放一个小画面，显示使用者的面部，而把那个跟你对话的人在屏幕上最大化。尽管有些软件允许你把自己的小画面关掉，但你真的难免在某一瞬间瞥见自己在屏幕上的脸，这个动作背后是潜在的视觉审视和对自我的敏感觉知，而这在传统的咨询室里是不存在的。

来自西雅图的一位新手分析师Jessica对我说："当我第一次开始使用视频的摄像头时，我跟我的一位同事先做了一个测试。同事说，我看起来显得不健康，脸色在屏幕上显得苍白黯淡，所以我现在［使用技术媒介］工作时，总会多抹一些腮红，多涂一点口红。"洛杉矶的一位分析师Joseph说："我在屏幕上看起来比实际胖很多。我第一次在咨询室亲眼见到这个病人时，他说我本人看起来比在计算机上瘦多了。"

另一个远程治疗经验丰富的分析师Barbara说："在屏幕上，即便有一小撮头发乱了，都很显眼。每次在视频会谈开始前，我都会有意地检查我在视频上看起来怎么样。它［屏幕］会给你带来不太舒服而且不同寻常的对自己外表的觉察。"相反，另一个分析师说："有时，我觉得注意到自己的反应很有趣……我的脸对病人来说看起来怎么样。"

不管从不同人的观点来看，这到底是一个必要的有意调整自己的机会，一种干扰性的侵入，还是一个有趣的信息来源，不可否认的是，这个新增的补充信息在分析师和病人同处一室时是不存在的。妆容跟平常不一样意味着什么？当分析师选择调整屏幕的倾斜度，让屏幕的角度变得更平，坐得更远一些以避免被仔细审视，打开台灯或调整台灯的光照范围以制造更柔和的效果，让画面不那么清晰时，这些会怎样影响分析师？当你为接下来的视频会谈做准备时，不论是多么不易察觉的准备，如果此时的心理状态就像你要准备上台或出镜一样，这意味着什么？当我们通过化妆来模仿自己看起来显得很健康的样子，这意味着什么？我们呈现给病人的是谁？是那个真实地扎根于自己的"他人"，还是那个在屏幕上扮演治疗师的演员？这个在传统的咨询室里不存在的新维度让人困惑并且分神。你的病人真的是在你的眼里看到了他自己的映像？还是你对自己形象的觉知或多或少侵入了病人的这个体验？（因为人无法通过网络摄像头真实地看到另外一个人的眼睛，我在这里指的是分析师内在的思维流动的过程。）

而病人也能看到他自己。"我看到我的病人在说话时眼睛飞快地瞟了一眼屏幕的角落，在那里，她能看到自己的小画面。她经常看她自己，查看在跟我说话的时候，自己是什么样子的。"在屏幕上能看到自己，这损害了分析师和病人创造共同联合的沉思浮想的潜在可能性。即便你把自己的影像在小画面中关掉，在某个点上，你也总能看到它，会去考虑自己投射在屏幕上的形象是什么样的。这个问题让我们离开了身临其境的即时性。分析师和病人的在场感在不知不觉中都被潜在可能发生的、实时反馈回来的有关我们自己的信息所影响。我们的注意力被分散在我们自己和那个我们正在与之互动的人身上。

所有这些问题都表明这样一个事实：通过屏幕发生的治疗和同处一室的治疗体验完全不同。这些是模拟情境的特别之处，需要我们正视这些特点。当你持续地注意到自己是在屏幕上这个事实，而且你在屏幕上的样子是现实生活中的你的失真表征时，不论是病人还是分析师，都可能难以自由地思考。

这种人为增强的现实的另一面是当双方不在同一处时，这种活动范围给参与双方带来了什么。有不少人撰文，警告居家办公的人需要注意周围的物品和你的着装。许多居家办公的人只注意上半身的着装，就像电视上播报新闻的人一样。《华尔街日报》（*Wall Street Journal*）"工作与家庭"版面的专栏作者Sue Shellenbarger在2012年写道："我向来在做Skype访谈时，上身着西服外套和衬衫，下面穿瑜伽裤和跑鞋。只要你不从座位上站起来，这样的穿着不会是个问题。"接着她提到了一个众人皆知（似乎每个人都知道其他人这么做过）的事情，有个顾问，在家参加视频会议，看上去穿的是正装。恰好期间有人敲门，他起身去应门，露出来的下半身只穿了一条平角内裤。居家办公的人觉得穿着休闲是额外的好处，常常很不情愿为远程会议穿上正式的服装。"我经常半夜在家接听电话。"一个惠普的远程工作者说："[我]喜欢穿着随意，在屋里四处走动，一心多用"（Hirsh et al., 2015）。

我采访过的很多分析师对此也有同感。"我宁愿关上视频来工作，这样我就可以穿我的睡衣了。"一位分析师说。另一位分析师表示，"我会穿比较正式的衬衣和外套，下半身穿我的旧牛仔裤。""我喜欢光着脚，下面穿运动裤，上身穿一件工作装。"在我刚开始借助技术媒介做远程治疗的时候，曾经针对使用计算机治疗时的反移情问题给分析师做过一次讲座。当我提到上半身穿得跟新闻播报员一样的时候，很多听众都点头，笑起来。这样的工作情境有一个悖论，分析师一只脚在家里、另一只脚却在虚拟的咨询室里。你可以认为，分析师对着装的选择是对正式场合的一种模拟，背地里也隐藏着别人不知道的相反的信息。

当我们的着装是为了玩耍和放松时，我们就进入了一种情绪空间，这种状态和我们在咨询室里是完全不同的。在咨询室里，在设定的时间里，我们努力让自己比平常生活中的人更加可靠，从而为病人的福祉服务（Winnicott, 1955）。上文提出的着装问题（分析师、新闻播报员和远程工作者）活灵活现地展现了一件有趣的事情，就是你看到的不是故事的全部。在上半身显得专业得体的时候，下半身却在悄悄地离经叛道。

在这样一个"使命无法完成的专业领域（impossible profession）"里工作非常孤独、饱受挫折且充满困难。努力比平常人可靠、为病人的福祉服务是非常消耗人的。在病人不知情的情况下，穿着睡衣和运动裤工作是一种无声的反抗，反抗来自病人的要求，反抗来自精神分析培训本身严苛的要求。

当我在20世纪80年代开始接受培训时，我记得我的一个督导曾经对一群新的分析师候选人说，你们应该专门准备一些只在工作时穿的衣服。她想强调的是"要戴上你们专业的帽子"。这身"制服"区分了在与日常生活隔离开的情况下所进行的一对一的工作和生活中的其他事情，尤其是当咨询室设在自己家中的时候。

"着装是对一天的承诺。"Lucy说。在前文，我们提到过这个19岁的大学生。她告诉我，她决定不穿睡衣去会谈（尽管作为一个病人，她完全可以这么做）。"你出门的时候刷没刷过牙、洗没洗过脸是有区别的。"像例行公事一样的着装过程，在白天和黑夜之间、在公共场合的自我和私密生活的自我之间，建立了一道分界线。如果治疗师在会谈的时候穿着休闲娱乐时穿的衣服或者睡衣，他对治疗工作严肃性的承诺就被弱化了。因为只有借助技术媒介的远程治疗时才可能出现这样的着装问题，这让人不得不怀疑分析师对以这种沟通方式来工作的严肃性到底怎么看。

带有欺骗性的着装甚至更复杂。如果这与"破坏规则"的暗自的兴奋劲儿有关，那么我们使用的设备的性质正好为我们创造了条件。我们这么做是因为我们能这么做。这说明一个人可以同时在两个地方，它同时把一个人放进了"两个脑袋里"。它也表明这是一个模拟状态。我们并不是真的在咨询室里；我们在一个模拟的咨询室里。你看见的不是一个完全的、真实的治疗师；他是一个对具有真实身体的事物的模拟，就像珍·杰特逊用的早晨面具一样。你投射和你看到的是一种模拟状态，这一点并不会被直接言明，从而使得欺骗可以发生。所有你需要知道的就是你能看到的。"下半身"叛逆的着装意味着你并不"都是"为了你的病人。

可想而知，这一点对治疗关系造成了极大的破坏。就像大人们还以为是秘密，而孩子们全都知道一样，病人一定会在某种程度上知道发生的事情。治疗师自己不得不背负这个实情，就是他们把远程治疗使用的技术手段作为一个蓄意反抗的方式，限制了自己的投入和承诺。他们是为了病人而维持着"情绪层面幻想"的远程在场，而不是为了他们自己。

对自己和病人承认这是一种模拟状态，可能会让治疗师和病人在某种程度上可以一起来感知这个过程。如果可以开诚布公地讨论这种工作方式对治疗成果的限制，那么双方就有可能从模拟的状态中走出来。这样的话，当他们彼此都了解屏幕关系和同处一室建立的关系有着根本差异时，他们或许就能一起工作了。他们也许会产生一些想法，在两个人下一次可以真的让身体在一起见面之前，有多少治疗层面的工作能够完成。

松散的联结

对我们这一代伴随《星际迷航》（*Star Trek*）一起长大的人来说，当Skype或ooVoo这样的软件诞生，提供免费易得的计算机对计算机的视频和音频的沟通时，我们惊奇地发现科幻小说变成了科学事实。在《星际迷航》里，进取号星舰廊桥上的人物可以穿越深邃的太空，在宽屏幕监视器上进行高清晰度的面对面通话。任何视觉或听觉信号的扭曲都意味着灾难即将降临。不幸的是，像Skype、ooVoo或Facetime这样的软件不是这么可靠。因计算机的质量、网速、流量、电源稳定程度的不同，以计算机为媒介的远程沟通软件提供的视频和音频质量可能存在巨大差异，甚至几秒前后的表现都会不同。使用者在适应这些变幻莫测的视频沟通工具的过程中都变成了专家：关闭视频来增加带宽以提升音频质量，回拨无数次，直到某次接通的效果更清晰，或重启计算机。对一位芝加哥的精神分析师Ruth来说，连接效果如此之差，只能中断一个跨国的心理治疗会谈："我对我使用的设备非常生气——有时是对病人非常生气，病人对我非常生气，因为我'不明白她在说什么'。但是在那个情形下［互联网的连接］非常之差，传输很微弱，因此抱持［环境］被弄得一团糟。我会对计算机怒气冲冲，我会跟她谈到技术问题——难道就别无选择——我们不能改良设备吗？而对她来说则完全都是心理层面的，都是有关我'不理解她'而造成的伤害。"

通常，只要还能理解对方说的话，治疗双方就会忍受微弱的互联网连接、不连贯的同步信号、回声、卡住的画面、信号传输延迟和真正的连接中断。因为我们建立联结的驱力如此之强，它带来的一个危险状况是这些打断被纳入，变成治疗会谈的结构背景，而它们所造成的影响没有得到承认和审视。对人-机互动的实地研究发现，参与研究者没有觉察到自己在使用这些通话设备时遇到的困难，他们调整了自己的行为来适应这些设备，而不是去修理它们。作为这些设备缺陷的代偿，他们发展出新的行为，而这些行为并不那么自然和自发（Olson & Olson, 2000）。当埃西格谈及治疗师在等效性方面对这样的中断视而不见时，这种觉察性的缺乏可能在一定程度上与这些研究记录下来的忽视沟通中断并去适应它们的行为有关。

互联网的音频传输技术存在一个固有的延迟，或者说"等待时间"。一个信号要曲曲折折地经过无数节点，其传输需要的时间和距离，以及信号在此过程中经过的加工和处理，有时会对沟通的质量产生微妙而重要的影响。举一个例子，因为互联网声音传输的延迟，无法让身处不同地域的音乐家在网上进行实时协奏。即便声音的中断时间只有4～5毫秒，人类的耳朵也能精准地感知。任何超过500毫秒的延迟都会严重损害对话的语流（de Menil, 2013；Olson & Olson, 2000）。

施乐公司帕洛阿尔托研发中心（Xerox Palo Alto Research Center）的研究者Karen Ruhleder 和 Brigitte Jordan（1999, 2001）曾对借助技术媒介的远程沟通过程中的延迟造成的后果做过精彩的研究。这些后果是远程沟通的双方并没有明显感受到，却在把对话进行转录并进行微量分析（microanalysis）的过程中变得明显起来。沟通双方说的和听到的都不相同，却没有任何一方觉察这种差异。这两个研究者发现，因为延迟而造成沟通上的错位可能导致语义上严重的偏离。由延迟造成的沉默被错误地解读了；双方发出声音后，因为存在音频传输的延迟，导致双方同时在说话或者被错误地打断。对方什么时候会停下来、然后自己再讲话，对这方面的外显和内隐的精确预期，也就是双方轮流讲话的次序，被破坏了。在两个人同时在场、进行面对面交流的情况下，如果出现任何误解，两个人都能感觉到什么地方错了、必须被修复。而对于借助技术媒介的远程沟通来说，因为双方听到的对话是错位的，所以问题的原因对两个人来说都是不明显的。参与的双方无法识别这个错位，因此他们无法实时地修复沟通中出现的误解。这导致双方在结束对话的时候被一种无法解释的不舒适感占据。这种"此时此刻（now moment）"的状态实际变成了一种"接近此时此刻"的状态（Stern et al.，1998；Summersett，2013）。

技术的不完美是一个非常真实的问题。交流的中断，甚至可能已经中断了还没发现，对给病人提供远程咨询的人来说有重大含义。尽管面对面的咨询也可能遇到被打断或闯入的情况，但发生的可能性极小，甚至可以是拿来分析的素材。而很多使用技术媒介进行沟通的治疗师常常面对沟通中断、画面不清晰、音质极差等令人沮丧的情况。他们对此的玩笑话是"每次开场我都要问：'你能看到我吗？你能听清我说话吗？'"

> "我的病人正在哭着跟我讲述一段对她来说也许是最亲密的关系。突然网络连接中断了。我们俩都觉得互动中这样的打断以及失去连接带来的沮丧非常巨大，而且感觉很粗暴。当我们花了几分钟重新连上时，会谈已经回不到刚才被打断的地方了。在那个时刻原本无缝编织在会谈中的泪水已无处可寻。也许你会说，你们可以探讨这样的中断对她意味着什么，甚至可以分析更深层的意义，但这也无法真正修复中断造成的影响，尤其是这样的中断并不只发生一次。"

一个名叫Ajia的病人对我说："技术带来的问题如此之大，以致我非常焦虑，总觉得什么东西要出错了。这样的状态让我无法流畅地进行沟通。"

失去连接影响了彼此在场的脆弱感受、"在一起"的感觉以及治疗双方共同的沉思浮想。"中断越多，在场感就越低，体验的质量就越差，在环境中存活下来的可能性就越低。"Riva 及其同事（2006，p.69）描述了在场感对生存的进化意义，这个意义指的是在场感作为对自我的一种反馈，可以让自我知道自己的活动状态。这些人-机交互的研究者提出，当我们的在场感发生变化时、当我们在世存在的体验发生变化时，这些信号告诉自我，我们需要寻找更有利的体验来克服这种中断。"当我们从事某种活动时，如果我们被迫终止活动意图，中断就发生了"（Riva et al.，2007，p.75）。如果一系列意图赋予了人类活动内在的连贯性和意义，那么打断"意图逐渐展开的过程"就会造成严重后果。Riva 及其合著者的观点是，在场感的中断意味着一种生存威胁，让人不禁联想到鲍尔比对恐惧和寻找安全感的关注。Slade（2018）是这样描述鲍尔比的：

> 对鲍尔比来说，生存驱力是了解心理生活如何组织的关键，这种生存驱力不仅仅是生理的，也是心理的。用更时下的术语来说，我们的生理、神经结构的核心成分、唤醒系统、认知系统、对自己和他人的表征至少有一部分是根据生存本能来组织的……人与人之间的关系是特效药，用来治疗恐惧——对丧失、灭绝的恐惧，对心灵空虚的恐惧……（p.41）

Slade（2013）把对安全的寻求看成一种所有人都有的基本体验，而不仅仅属于那些经历过创伤的人。当一个孩子害怕自己的生存不保时，他会回到照看者身边，照看者则提供了一个安全基地来调节孩子的恐惧。当孩子感到足够安全时，他会去外面的世界，自由地探索和成长。未经调节的恐惧抑制了探索的活动，包括心理活动的发展和对他人的全面认识。引申开来，从临床的角度来看，治疗师必须承载自己的焦虑，为病人提供一个安全基地，从这个安全基地开始，病人最终可以感到能自由地冒险探索自己和他人。

　　如果治疗师无法足够好地始终如一地提供这样的安全基地，如果没有任何办法保证连接不中断，或无法进入最理想的状态，会发生什么呢？"正当我的病人讲述她的孤独、失去联结感的时候，互联网断了。"一个治疗师在回忆他如何与一个在非洲进行人道主义救援工作的病人工作时说："她所在的地区非常偏远，当地的恶劣天气让我们的那次谈话无法继续。尽管我立即写了一封电子邮件给她，她在供电恢复之后也收到了邮件，但我还是感到受挫和无能为力。我无法跟她一起在场，抱持住那些感受，或者去理解那些感受。到了下一次治疗会谈时，已经发生了太多事情，我们再也回不到网络中断的那一刻。"

　　温尼科特是这样描述存在的连续性的：

　　　　"抱持的环境……其主要的功能是把冲击降低到最少，当这种冲击发生时，婴儿不得不做出反应，而这种反应导致了个人存在感的湮灭。在发展良好的条件下，婴儿会建立一种存在的连续感。"（Winnicott，1965，p.47）

　　当在场感被中断、联结被中断时，对很多病人来说无异于既往创伤的重现。寻找和发现对自我的感觉、找到一种身份认同，是心理治疗的目标，而达成这个目标必须有足够好的抱持性环境。但是在借助技术媒介的远程治疗沟通中，总是存在与母亲/治疗师的联结、足够好的环境发生"崩解（breakdown）"的可能性。而没有足够好的抱持，婴儿/病人就没有机会"成为自己"，只能被动应对各种冲击。温尼科特用湮灭（annihilation）来形容这种反应，是一种永远的坠落感（a feeling of falling forever），其结果是无法区分内在和外在、我和非我，实际上就是我们看到的，缺乏在场感（Winnicott，1965）。

　　显然，现有的技术水平限制了它的可靠性，我们需要对此产生的影响做进一步思考。提前帮助病人准备好面对这种不可靠，或许在一定程度上可以降低它发生时带来的受挫感。探讨信号传输中断或糟糕的连接质量对移情和反移情的重要意义也会有帮助。但是必须考虑重复发生的冲击，不论是大是小，以及其累积起来的对治疗的影响。在咨询室里，当两个人同时在场时，我们倾尽全力来保证沟通的连续性，并创造一个安全的环境让治疗得以发生。在大多数情况下，这都不是问题，因此当我们没有做到这一点时，就变成了一个难得的、可以带来很多成果的讨论契机。在传统的咨询室里，我们是有能力做"足够好的母亲"的。但是就目前的技术发展水平来说，不论我们使用多么先进的设备、多么快的网络，都有可能出现连接不稳定的情况，这不是我们治疗师能控制的。当治疗师没能提供一个安全基地时，治疗师和病人都会感到受挫、失望和沮丧。

幻想和速效药

远程治疗使用的设备的属性也从其他方面改变着治疗会谈的本质特点。"在计算机屏幕上，你始终能看见电子计时器。"一个在波士顿执业的分析师Charles说："我的病人对时间变得很敏感，他们经常告诉我时间到了。而在面对面的咨询中，即便屋子里有一个时钟，病人通常也没有感觉到时间的流逝，通常是我来结束咨询的。"

如同前面提到的，使用技术媒介的远程沟通软件会让你在看到正在谈话的那个人的同时，也看到有你自己的视频画面的"窗口"。分析师告诉我，这个窗口会让人分神，如果有功能选项可以关掉这个窗口，有的分析师会这么做，这样就只显示了病人的画面。

病人也能同时看到他们自己和正与他们对话的人。分析师完全无从知晓病人的屏幕设置。而这个设置既可能让人分神，也可能造成欺骗。一个治疗师偶然得知，他的病人在第一年的远程治疗中，在每一次会谈时，屏幕上显现的只有病人自己。另一个治疗师很久以后才发现，他的病人上半身出现在屏幕里，而看不见的下半身只穿了内裤。当我把这些故事告诉托德·埃西格的时候，他的反应是："当幻想可以在真实生活里上演的时候，你就会发现借助技术媒介的远程沟通的体验会有多么不同。"

还有一种情况，就是治疗师本人或许会发现自己在使用计算机时很容易分神。一个治疗师说："我发现自己总是在想我收到了什么电子邮件。或许这个设备本身就鼓励我们同时进行多项工作。"另一个治疗师说："我感到很羞愧，因为在咨询过程中，我在偷偷查邮件。"

每个人对计算机的使用都不尽相同，前文也提过远程咨询所需要的注意力和精神分析要求的注意力是不同的。在治疗会谈之外的日常生活中，病人对计算机的联想和习惯的用法会影响远程咨询的基调。"我的病人主要使用计算机来购物和看色情片。我觉得这些联想侵染了治疗。平时用来看色情片的同一个屏幕，现在被用来和我互动。"当然，跟病人探讨这些联想总是有用的。但是，身体-身体同时在场的沟通，和这种把你的声音、形象用多用途的设备打包转换成数字，然后在另一头重新组装起来的沟通，这两者之间存在很多不同，承认这一点是十分重要的。

而且，设备本身就是许多投射和幻想的载体，这又给治疗互动增加了一层复杂性。"我的病人在网络上有很多不同的虚拟身份，包括不同的名字。我一直都不确定他如何看待我们的互动：这是否只是一种虚拟，我们只是面具和某个角色？"一个有多年经验的资深分析师Ruth说："当我的病人提前[永久性]终止治疗时，他告诉我，治疗不像电子游戏或色情网站那样让他满意，因为那些东西对他来说更可控。"病人在靠近计算机时，带着期望和以往经历留存的记忆（部分是内隐的）。病人走近治疗师时也是这样的，这些东西形成了分析的基础。但是病人对于一个在屏幕上的治疗师（或者是这个治疗师的形象）的期望可能是让人困惑的。那个波士顿的分析师Charles指出："有些病人会想，通过Skype进行的治疗是不是会便宜一些。这里隐含的意思是说，因为你没有得到真东西，所以价值应该更低。"尽管Charles认为这是病人的幻想，即两人同在现场的治疗比通过屏幕的治疗更值得，但从另一个角度来看，也可以说这不是病人的幻想，而是他们的一个认知。你也可以说这是治疗师的幻想，就是两种工作方式价值相当，而这个幻想是需要进行探讨的。

治疗师本人也需要修通以往使用计算机的习惯所带来的影响。"因为原来使用［计算机］时，做的都是一些不那么亲密、不那么敏感、不那么高层次的沟通，而现在要改成用它来做实时的对话，这对我来说是一个很大的转变。"

对治疗师和病人来说，对计算机的另一个联想是：这是一个无穷信息的来源。一位在旧金山的分析师说："我童年的时候没有计算机，我幻想能有一本神奇的大书，我有任何问题都可以在里面找到答案……现在它就在这里［她指了一下计算机］。我总是在里面搜寻我要的东西。"她的同事补充说："我的病人把我看成住在计算机里的神人。我觉得我不得不关注我和病人对计算机的能力产生的幻想。我喜欢我的计算机：用的最多的是其文字处理功能，然后是快速［获取］的信息。"

病人和治疗师对计算机短暂瞬时的方面有类似的评价。"速效药（quick fix）"这样的描述重复出现。一个既是分析师又是艺术家的同行说："我真的很喜欢计算机，但同时，我又觉得它太过使用左脑，在一定程度上限制了我的右脑，而计算机的'速效药'特性让我感到我的创造力受到了严重影响。"

我们的社会里充斥着速效药这个概念。人们发出短信和电子邮件之后，盼望对方立即回复。被我督导的学生在收到病人的短信之后感到一种需要立即回复的压力，而无法花一些时间来思考怎么样沟通才更好。我们的节奏变了，深思熟虑的空间被压缩了。连接的便利性和速度让我们期望可以得到立即满足，等待和挫折变得难以忍受。花时间建立有深度的关系变成了一个问题。然而，关系在精神分析中是核心。病人期望得到速效药，难以理解精神分析和精神分析性心理治疗到底需要多长时间。他们转向药物或短程治疗这一类不需要关系的治疗方式，希望问题奇迹般地得到解决。

那个大学生Lucy，在夏天和节假日离开治疗师的时候使用Skype继续咨询。她告诉我，她用计算机来寻找快速解决方案：YouTube、Facebook和维基百科。心理治疗不是速效药这件事情让她挣扎了很久。她说："我猜，在Skype上的一次会谈，你可以像给速效药一样去做分析，但是你们断开连接之后，效果可能也抵消了。"在Lucy的分享中，她谈到建立治疗性关系和完成心理改变所需要的内在转型，都需要非常缓慢和可以沉思的时间，而她要从头改变像速效药一样地使用计算机是多么困难。她担心，她对联结的瞬时体验不会持久。对她来说，通过科技手段建立的连接太迅捷、太简易，感觉跟两个人同时在场通过勤奋努力所建立的持续体验不太一样。

第八章

在场的问题

在促进发展性变化或成长时，不论对方是一个婴儿还是一个病人，最终的目标是建立一个有真实感的自我。而对自我的感觉和在场感是有深层关联的。温尼科特用"单元体状态"来描述萌芽状态的独立自我。对温尼科特来说，"单元体状态"指的是获得了完整的人格，有能力区分"我 (me)"和"非我 (not me)"，以及内在和外在。

> 我想提及一类发展，它特别影响婴儿进行复杂认同的能力。它与某个阶段有关，在这个阶段，倾向于整合事物的婴儿开始呈现一种状态，在这个状态里，婴儿是一个单元体，一个完整的人，有内在和外在，有一个人住在身体里面，或多或少以皮肤为边界。一旦外在意味着"非我"，那么内在就意味着"我"，然后婴儿就有一个地方可以储存东西了……之后婴儿的发展以内在和外在现实的持续交换为形式，相互充实。（1965，p.91）

身份认同的获得过程被包含在建立独立自我的过程中。

Grotstein（1978）在其著述中指出，探索空间的能力是自我自主性（ego autonomy）的首要工具，它产生于婴儿期，当新生儿开始体验到皮肤是自我和非我（self and non-self）的界限时（观点来自 Bick，1968）。"人类是以空间来存在和思考的。他似乎将外在空间的现象和与之对应的内在空间进行了关联。空间变成思考的背景、出发点和体验的指南"（Grotstein，1978，p.56）。他认为，逐渐成熟的觉察（awareness）和对"间隔（gap）"的容忍构成了"空间的洗礼（baptism of space）"。这里的"间隔"指的是原初客体（primary object）（母亲/治疗师）来来去去之间的空间距离和时间间隔。在婴儿的看护者（或治疗师）不在场的情况下，婴儿"容纳（contain）"这个空间的能力让他开始产生一种空间感，并开始了分离的过程。通过分离产生的外在空间感也开启了内在心理空间感。在这个内在空间里，表征、记忆和形象就可以被容纳进来了。

Celenza（2005）提出了一个问题："分析发生在哪里？"尽管她特指在一个共同的环境里，在具身的方式中，在治疗双方之间，分析究竟是在哪里发生的，但她提出的这个问题是有普遍意义的，她补充道：

> 分析师和被分析者在物理上都在场，这是一个基础，分析过程的体验在这个基础之上产生并得以中介……这一点从隐喻的层面让身体所在之处成为治疗性作用得以锚定的地方。（p.1647）

要作为一个真实的参与者在分析过程中相遇，在本质上需要分析双方的身体在物理层面同时在场，"在分析过程中，自我的在场和参与从各个方面来看都是天生与身体有关的"（Meissner，1998b，p.287）。在分析过程中，自我和行为这两个东西是同时运行的：自我是意图的执行者，并给行为赋予意义，而行为本身基于自我的内在世界将意义表达出来。因此，对在场的感知深深植根于内在性/外在性的发展、自我和身份认同的发展，以及被温尼科特称为"单元体状态"的完整人格的发展。

自我的层次

神经科学研究者Damasio也是基于时间和空间，从与外在客体或环境的互动来追溯自我的发展的。他把自我分为三个层次：原型自我（proto-self）、核心自我（core self），以及自传式自我（autobiographic self），或者说延伸自我（extended self）。他把原型自我界定为搜集身体状态信息的自我。这个自我在脑干形成，它促生了那些证明我们存在的感受。它是整个自我必要的基础，创造出基本的意识，它关注的是身体的内在平衡。Damasio提出，在一个人醒着的时候，不断自动产生的原始感受是原型自我的主要产物。它们为这个活着的身体提供了无意识的直接经验。

Damasio把自我的第二个层次称为核心自我。他假定这个层次的觉察让大多数动物和人类可以意识到自己所处的环境，并与环境互动。这一层次的意识要求生物体与一个外在客体互动，产生"此时此地"的感觉，以及对当下时刻的觉察，而这个过程是独立于语言、推理和记忆的。

[它]为生物体提供有关一个时刻（此刻）和一个地方（此地）的自我感受。核心意识的范围并不预示未来，关于过去，它让我们能模糊瞥见的仅仅是刚刚逝去的那个片刻。这里没有别处，没有既往，也没有未来。（Damasio，1999，p.61）

自我的第三个层次是自传式自我（或者说延伸自我），它让我们产生反思性自我意识。延伸的或者说自传式的自我意识给我们提供了一部连贯的个人史，一个"现在跟曾经存在的过去和预期中的未来有关联"的叙事（Damasio，1999，p.196）。这个叙事是由真实的事件、想象的事件、过去对事件的解释以及对事件的重新解释来构成的。连续性的身份认同位于自传式自我浮现出来的时间里。

"当你理解某个东西的时候，你的存在感就被修改了，你的在场就是对此时发生了什么的感受"（Riva & Waterworth，2003）。延伸的意识是在主体的记忆逐渐建立的过程中开始浮现的，在核心自我那里被体验到。它让一个内在的世界得以产生，其中包含想象、从过去习得的东西、对现在情境中尚未出现的未来的各种可能性所进行的考虑，而与之相对的是感知自我之外的世界的体验（Damasio，1999）。

Damasio提出，在心智中，核心自我和自传式自我的结合产生了一个"知者（knower）"，这是一种主体感。他在《当自我来敲门》（*Self Comes to Mind*）（2012，p.2）一书中用优美的语言描述了这种主体感。

在《婴儿的人际世界》（*The Interpersonal World of the Infant*,1985）一书里，Stern提出了一个非常类似的自我发展的过程，其中包含对内在、外在、自我和他人的界限的划定。在一系列相互重叠的发展阶段，婴儿从最早浮现的带有"身体统一性（physical cohesion）"的自我感，发展出核心自我。在核心自我里，婴儿创造出了有组织的主观视角。这个阶段涉及大量婴儿与照看者的互动，后者对婴儿来说担任了一个"自我调节的他人（self-regulating other）"的角色（p.102）。下一个阶段是主观自我形成的阶段，婴儿与母亲之间进行情感的主观交换，接下来是言语的发展，这个阶段开启了更抽象的思考。后来，Stern增加了一个"叙事自我（narrative self）"，在这个阶段，儿童创造出自传式表征来建立身份认同。

在精神分析的观点里，自我的自主性发展和独立自我的发展取决于将自我放置在空间里，并建立我和非我的界限。在神经科学里，Damasio（1999）提出，自我和意识可以分为三个层次：最早浮现的是原型自我，这个自我感的雏形来自大脑里面关于身体的详细图谱；然后是核心自我，它记录此时此地"发生了什么"，要求有机体体验到与一个客体或外界环境的互动；最后，延伸的意识或者说自传式的意识浮现，定位在时间里，它利用记忆，将知识和当下的体验混合在一起。

在场的层次

信息和沟通技术以及赛博心理学（cyberpsychology）的研究者希望划定一个范围，以便开发最佳的借助技术媒介的沟通工具，尤其是在沉浸式的虚拟现实领域，他们在使用实用的术语来界定在场感方面已经完成了基础工作（Lombart & Ditton，1997；Mantovani & Riva，1999；Riva，2006，2009；Riva & Waterworth，2003；Riva et al.，2004，2006，2009；Waterworth & Waterworth，2003b）。

认知和神经科学新近的观点认为，我们在物理世界的体验影响甚至可能决定了我们的认知。认知过程不再是简单地摆弄孤立于大脑内的抽象符号，相反，它牢固地扎根于底层的感觉运动加工过程。就像我们的心智位于身体里一样，我们的在场感也扎根于我们的意图和可以在空间里采取的行动，并与之相关联。我们的身体在空间里的位置——以及我们在空间里能做什么——是我们的在场感的核心要素。

空间是由行动界定的。如果在一个外在的世界里，人可以成功地将意图转化为行动，他就会体验到在场感。行动是由意图、行动背后特定的目的、以及这个人最终的指向或目标所界定的。

> 通过与外在客体建立一个共同的时空框架，执行者（agent）成为自我，可以区分内在和外在的意图／行动……自我的出现也让个体将"他人（Other）"视为"另一个有意图的自我（another intentional self）"。（Riva，2008，p.107）

此外，人对主体间性或者说社交在场（social presence）的体验，与这个人在世界里与另一个人互动的能力相关。在互动中，这个人与他人的意图进行调谐。沟通和科技的研究者声称，在一个以技术为媒介的环境里，这些不同水平的对在场感的体验在多大范围内可以整合在一起，与在场体验的强弱程度相关（Riva & Waterworth，2003）。

一个人根据自己可能采取的行动来把自己定位在这个空间中，这种定位的能力提供了一个基本的在场感。在场是对成功地将意图转化为行动而产生的知觉（Riva et al.，2009）。"赛博心理学"对在场的这个定义深深植根于认知和神经科学，这个界定对于研究以技术为媒介的远程治疗有至关重要的意义，如果你能记得以下两件事，你就会意识到它的意义。其一，因为当今以技术为媒介的远程治疗发生在两个独立的环境里，而不是一个共同的环境里，这意味着人不可能成功地将对沟通对象的意图转化为行动。根据这个界定，在场感的强度会被大大削弱。其二，因为缺乏一个可以将意图行动化的共同的环境，病人永远不可能把分析师体验成一个外在的、真实的、活着的个体。因为不可能按照潜在的意图采取行动，病人永远无法将分析师体验为在一个共同的现实里独立于自己的全能控制之外的个体。

可以看到这些由虚拟现实研究领域的科学家提出的理论，将在场和一种内在、外在的自我感以及在共同的空间里将意图变成行动的可能性联系起来，其观点和婴儿观察研究以及精神分析的理论高度一致。在外部世界用行动展现意图，并与他人共同一致的意图，不禁让人联想到精神分析中的心智化（mentalization）理论：心智化是一种能力，这种能力让人们可以理解自己以及他人的与意图有关的心智状态，比如目标、需求、欲望、信念、目的和理由。心智化能力的发展让一个人可以从主观上体验到自我和身体是分开的，并伴随一种自我执行力的感觉，同时也能将他人体验为有他们自己的主观世界并在身体上与我们分离的独立个体，他人有自己的自我执行力（Fonagy et al.，2003）。

在早期关于在场的研究里，"在场"这个词是"远程在场（telepresence）"

的缩写，麻省理工学院的认知科学家Marvin Minsky在发表于1980年的一篇关于远程控制技术的文章里发明了这个词。Lombart和Ditton（1997）在一篇关于"在场"概念的奠基性文章里，将它定义为一种感知的错觉（perceptual illusion），就是错以为借助技术媒介产生的体验是在没有这些技术产品的中介下产生的。这些媒介在使用者有意识的注意力中消失了，使用者展现的行为就像没有这些媒介存在一样。他们列举了六种不同的关于在场的构想，包括社交丰富性、现实感、传输感、沉浸感、互动感或控制感、以及把媒介本身作为社交互动者的感觉。他们提出，所有这些在场的定义的核心思想都是让体验产生没有经过中介的错觉。在决定在场感的所有重要变量中，最重要的是感知觉的丰富性，以及感知觉输出的数量和一贯性：一个媒介提供的刺激如果可以让人产生越多的感知觉，这个媒介提供在场感的能力就越大。Lombard和Ditton（1997）还指出，媒介使用者的变量也很重要，比如使用者在多大程度上愿意将对媒介的怀疑搁置，以及对技术的使用有多熟悉。

在场研究国际协会（International Society for Presence Research）综合了其会员对于在场概念的讨论，提出一个整合的定义，涵盖了在场的不同维度：从不使用任何技术媒介（比如面对面）时的人类的认知，到完全沉浸于虚拟现实，以至对技术媒介视而不见时的在场感。

> 在场（"远程在场"的缩写）是一种心理状态，或者说主观知觉，即使其中部分或全部的当下体验是由人工技术所产生并且／或者过滤过的，人类的知觉也部分或完全忽视了技术在这个过程中扮演的角色。

Riva和Waterworth阐述并拓展了［远程］在场的理论，把在场这个概念本身包含进来，而不论它是不是以技术为媒介的在场感。他们提醒我们，尽管在场这个理论问题是在设计虚拟现实技术的过程中引出的，但没有任何人能说：随着虚拟现实的来临，在场的体验突然出现了（Biocca, quoted in Riva, 2009, p.159）。相反，他们指出在场是一种基本的意识状态，是一种基础的神经心理现象，其目的是产生一种执行感和控制感（Riva et al., 2006）。他们提出了一个基于以下四个观点的在场理论：

1. 在场已经演变成一个用来界定自我的特征的定义。在场感让神经系统可以区分外在的事件和内在的世界。外在事件发生于一个共同的物理空间，有可能作用于个体；而内在世界里发生的事件仅限于个体内部。有机体因此可以准确地解释自己的感知觉，从而确保自己的生存。
2. 尽管在场体验是一个整合的感受，但从理论上来说，可以分成三个发展层次。
3. 在场的每个层次都显示了内在-外在世界分开独立的不同侧面，各自具有不同的性质。
4. 对人类来说，在场感"是这三个层次直接发挥作用的显现：人们越有能力将自我和外在世界区分开，就越整合，就越能体验到在场感"。（Riva & Waterworth, 2003; Riva et al., 2004）

有趣的是，Riva和Waterworth假定，在场的这三个层次的发展与Damasio提出的自我的三个层次（原型自我、核心自我以及延伸自我或自传式自我）的发展之间有直接联系。

　　原初在场（proto presence）（我对非我）：Damasio说，原型自我包含神经模式的有组织的聚集，这些神经模式在我们意识不到的情况下绘制了有机体持续存在的生理状态的地图（Damasio, 1999, p.154）。每一次遇见一个物体时，原型自我就发生了改变，为了确定这个物体的位置，大脑必须调整身体，然后就身体的调整发出信号，并将这个物体确定位置后的图像传回原型自

我（Damasio，2010，p.215）。移动在这个过程中扮演了一个核心角色，它让有机体自动地进行调整，以适应内在和外在的环境，从而确保生存。Riva 和 Waterworth 提出，通过比较外在世界的感官特征和与其分离的内部世界对这些特征的感觉和运动表征（sensorimotor representations），有机体能把信息转化为恰当的反应性移动。每种知觉都与有机体的福祉有关，原型自我也是这样看待它们的。有机体感觉状态的运行和采取的行动是紧密关联的。他们提出，原型自我越是在身体里面，就越与外在世界相区分。从这样的原型自我概念来看，Riva 和 Waterworth 发展出了原初在场的概念。

> 我们可以将**原初在场**界定为**与知觉-行动耦合程度相关的具身性在场**：有机体越是能正确配对知觉和移动，就越能将自己和外在世界区分开，从而提高了生存概率。（Riva & Waterworth，2003）

原初在场是具身的，并且以知觉和移动的准确配对为基础。

核心在场（core prsence）（我对当下的外在世界）：如果原型自我在遇见一个物体时发生了改变，核心自我把这个过程延伸了一步，就是将原型自我的这个改变与改变它的这个外在物体联系起来（Damasio，2010，p.215）。核心自我存在于此时此地，不断地被与之互动的每一个客体重建。它具有一种主体感，在原型自我的原始感受上增加了知觉、主人感（ownership）和执行力。Damasio 假定，核心自我的首要功能之一是让主体认出当下的时刻。

> 当下是由感官感受到的实时刺激来体验的。但是，因为知觉中 90% 以上是由储存的知识产生的，**要体认当下，行为必须恰当地对应外在正在发生的事情**。（Gregory，cited in Riva & Waterworth，2003，Section 2.2，par.4）

Riva和Waterworth将这个过程描述成一个复杂的神经机制，通过这个机制产生了注意焦点的转换。这种知觉性的注意力转换让有机体可以识别外在的当下时刻，并区分梦境和清醒。将核心自我与核心在场的过程联系起来，核心在场可以被认为是

自我对知觉的选择性注意的活动：有机体越能关注自己的感官体验，将其他的神经过程当作背景，就越能识别当下时刻和当下的任务，从而提高了生存的可能性。（Riva & Waterworth，2003，Section 2.2，par.6）

核心在场取决于一种持续的知觉，即知觉到"我"存在于一个外在的世界并不断辨识自己的状态。

延伸在场（extended presence）（与当下外在世界有关的我）：延伸或者说自传式的自我涵盖的内容不只是此时此地。我们的记忆被构建成有关过往的一个叙事，我们对未来的想象也是如此。对未来的预期涉及计划和深思熟虑。在延伸自我中，意识发展到不仅仅去理解此时此地体验的意义，还为其赋予了重要性。Riva和Waterworth强调了Damasio的延伸或者自传式自我的特点：自传式自我在理解外在世界的意义时，为其赋予了重要性，让一个生活事件有了价值。在他们看来，延伸在场"[验证了]体验对于自我的重要性。在重要的体验中，自我越是在场，就越有可能达成自己的目标，从而提高了生存的可能性"（Riva & Waterworth，2003）。我们在多大程度上能去思考当下外在世界发生的事情的后果和重要性，我们的在场感就会在多大程度上被增强（Riva et al.，2006，p.84）。

Riva和Waterworth（2003）特别指出，（聚焦于同一事件的）不同层次的在场整合得越好，在场体验的强度越高（in section 3.1，par. 2）。在考虑技术媒介对我们的在场感的影响时，显然除了沉浸式虚拟现实，大多数媒介仅仅

影响在场的部分层次。

在这个以Damasio的自我层次理论为基础的关于在场的观点中，执行力、内在世界与外在世界的区分（包括梦境和清醒的区分）以及赋予体验以重要性，全部融合在一起，创造出个体在这个世界上的现实感。

镜像神经元的发现，对于知觉、行动以及意图如何共享同样的神经语言的假设，让Riva进一步阐释了在场心理学。就像第五章提到的，镜像神经元位于大脑紧邻运动神经元的区域，在我们观察其他人的行动时，它会放电，其模式和我们从事同样活动时的大脑模式完全一致。我们对其他人的活动的体验就像我们自己在做同样的事情、拥有同样的情绪、发出同样的喃喃自语一样（Gallese，2006；Gallese et al.，2007）。也就是说，不论是我们自己在做某件事情，还是看到其他人在做这件事情，同样的神经机制被激活。此外，研究发现，不论是人类还是猴子，即使观察的一方只能看到行动的一方所采取的部分行动，镜像神经元也能基于对最终目的的预期，对行动进行编码。这一点促进了预测和理解行动意图的能力。当我们从事某个行动时，从大脑到脊髓的神经通路被激活，引发行动。当我们只是观察或想象某个行动时，自身的行动被抑制：此时只有神经被激活，而不会付诸行动（Gallese，2009）。

在场定位自我：原初和社交在场

Riva提出，基于以上假设，是在场感让人们具备了一种能力，去区分看到的行动、试图采取的行动和真正采取的行动。通过将自己定位在空间里，区分内在世界发生的事情和外在世界发生的事情，所看到的、所企图的和所做的之间的区别就一目了然了。当一个人可以在外在世界里将自己的意图付诸行动时，他就体验到了在场。通过无意识地区分"内在"和"外在"以及"自我"和"他人"，在场体验启动了执行力和社交互动（Riva，2006，2008， p.97)。"在场需要具备两个条件：可行动（采取行动的可能性）和行动实现（成功实施行动的可能性）"（Riva，2009，p.161）。他将在场界定为"对成功地将某种意图在外在世界里转化为一种行动（行动再现）的、不需要任何媒介的（前反射）知觉"（2008，p.110）。

Riva和Gallese一样，对Meltzoff的婴儿观察研究感兴趣。这些研究发现，婴儿通过本体感（proprioception）来监控身体的行动，他们能在自己感觉到的行动（acts-as-felt）和别人观察到的行动（acts-as-seen）之间，发现跨通道的等效物。行动的知觉和实施是被同样的内在框架感知的。例如，婴儿可以把他们感受到的东西跟他们看到的东西关联起来。Meltzoff观察到，刚出生的婴儿即便不能通过视觉来监控自己的行动，也有能力模仿他人的面部表情和简单的手部动作。婴儿拥有"他人像我一样"的内在框架，让他们识别自己与他人的相似之处。小婴儿将自己和他人的等同性做了基本关联。"别人像我，但和我不是一个人"（Meltzoff，2007）。Meltzoff还进一步展示了婴儿发现照看者意图的能力。即使成人在行动过程中失败了，婴儿也能理解成人试图达成的目标。当婴儿观察到成人对某个目标物的行动"不小心"过了头或不到位，或者没能将哑铃形状的玩具拆开时，婴儿在想象中能成功地达成成人未能达成的目标。Meltzoff（2007）确定，9—15个月大的婴儿可以推断成人的目标或意图，即使他们观察到成人未能成功地达成目标。婴儿的自我体验让他们可以透过表面的行为知觉到背后的目的、计划和意图。婴儿使用他们自己作为理解他人主体性的框架，通过观察他人的行为来反过来了解自己行动的潜力（p.39）。

Riva将Meltzoff的观察和基本的在场概念联系起来。Meltzoff的观察表明，即便还不能辨别这是"谁"的意图，婴儿就已经了解人类行动背后有目标指向性了。他将基本的在场体验描述成将他人识别为一个有意图的自我。

通过与外在客体建立一个共同的时间和空间的框架，执行者成了自我，能够区分内在和外在的意图/行动。**自我**的出现同样引发了将"他人"知觉为"一个有意图的自我"的认知。（Riva，2008，p.107）

Meltzoff的研究表明，婴儿有自己的目标，能按自己的意图行动。当婴儿看见另一个人有同样的行动时，即便对方行动失败，婴儿也能根据自己的体验知道在对方表面的行为背后有一个目标或意图。通过与外在客体在一个共同的空间里互动，基本的自我和基本的在场感开始浮现（Meltzoff，2007；Riva，2008）。因此，基本在场是一种正在识别另一个有意图的他人存在的状态。显然，Riva和Weltzoff都认为，对基本自我和基本在场感的产生而言，"一个共同的时空框架"（Riva，2008，p.107）或者说"行为的外包装（behavioral envelop）"（Meltzoff，2007，p.12）非常重要。

在基本（内在）在场的基础上出现了社交在场（共同在场）："不用借助任何媒介，直接知觉到在外部世界有另一个在按意图行动的他人（an enacting other）存在。"这里面也包含三个层次（Riva，2008，p.107）。婴儿首先发展出的是对另一个有意图的他人的认识，这是通过在互动的社交在场里识别他人对自己的意图来实现的。然后发展出的是共同的社交在场（shared social presence）。在共同的社交在场里，自我和他人共享同样的意图，婴儿能识别来自他人的有意图的调谐（Riva，2008，p.110）。

Riva认为更高层次的在场和社交在场使得更高层次、更复杂的意图与意图的实现成为可能。

综上所述，Riva认为自我的发展与原初在场感和社交在场感的发展密不可分。实际上，他认为在场感的发展促进了外在与内在、自我与他人的分离感的出现，由此引发了个体在这个世界上的执行力与社交互动的感受。他指出，婴儿从诞生的那一刻就能识别意图，尽管还不知道这是谁的意图，而这一点是被Meltzoff的研究证实了的。这一阶段与Daniel Stern提出的"早期初步浮现的自我"以及温尼科特和Grotstein描述的分离过程是等同的。

"作为一个过程的在场（presence-as-process）"，即在内在安放自己而把外在世界知觉为存在于我们之外的，是由神经系统的发展实现的，包含下述三个阶段：原初在场（主体把自我定位在身体内，与外在世界相对：内在对外在，自我对非我）；核心在场（在当下外在世界里的自我）；延伸在场（与外在世界有关的自我）。这个过程的结果是"作为感受的在场（presence-as-feelings）"：不经由任何中介过程而（直觉地）感知到某个意图被成功实现了……［而且］通过行动和经验的特点间接（前反射）地被自我所体验（Riva et al., 2006，p.70）。这些意图不必是预先想好的（pre-meditated），但可以是瞬间形成的在行动中产生的意图（intention-in-action），并受到无意识地推动而发展，如同波士顿变化过程研究小组所阐述的那样。

从认识内在的自我与外部的自我，到认识与当下的外在世界有关的自我，这个发展历程奠定了一个基础，从而让婴儿能够以自己为参照，去理解他人的内在世界。与此同时，婴儿通过观察他人的行动来获知自己的行动所具有的潜在可能性。通过与有意图的他人在关系层面的这类互动，婴儿发展出了更复杂的社会和关系的智力（Meltzoff, 2006，p.26）。

在场体验推动了自我的发展，而自我的发展让个体将他人看成另一个有意图的自我，由此产生的结果是"作为感受的社交在场（social-presence-as-feelings）"，不需要经有任何中介过程而产生的对他人意图的知觉，包括共情和调谐（Riva et al., 2006）。显然，这和温尼科特的"单元体状态"是等同的。在"单元体状态"里，个体能作为一个独立的自我，与他人产生丰富的交互。形成个体的人格、发展出一个独立自我，这取决于区分"我"与"非我"、内在与外在的能力（Winnicott, 1965）。没有在场体验，这一切是无法实现的。

与他人在世共存

　　纵观不同的学科，我们对自我的感觉被描述成对一种存在的具身性体验，它取决于我们的意图、在空间里的移动和行动。精神分析师认为，把皮肤体验成自我和他人之间的界限，是自我诞生的标志。"空间的洗礼"是从自我与他人之间的距离和时间上识别空间。通过分离而感觉到的外在空间开启了内在心理空间感（Grotstein，1978）。

　　精神分析搭档的双方的身体在场无法与他们的心智分离，它是一个基础，精神分析相遇下的主体间的关系是以这个基础为中介的。我们已经看到在神经科学领域，Damasio对自我的发展的追溯，也认为自我是通过与客体或环境在某个时间和某个空间的互动体验发展而来的（Damasio，1999）。

　　总之，信息沟通理论和技术领域的研究者很关心如何尽可能精准地理解和界定在场这个概念，以开发适用的能承载这种体验的载体。他们的理论假设是以存在的特点为基础的，包括了界定空间性（围绕我们的空间和我们内在的空间）和"与他人在世共存（being in the world with）"（我们如何参照他人来体验我们的存在）。对在场的感知觉深深植根于内在性与外在性的发展、自我和身份认同的发展，从而创造出在这个世界里的现实感。如果人们能在位于他们意图之外的世界里就他们的意图采取行动，他们就体验到了在场。人根据可能采取的行动将自己定位在空间里，这种能力提供了一种基本的在场感。此外，一个人对于社交在场的主体体验，与该主体跟这个世界里的他人互动的能力有关，与他人共享着协调一致的意图。这些对于在场的界定，与精神分析师的理论和临床假设是非常相似的。精神分析师关注的正是如何让病人在与外在环境的关系互动里，发展出身份认同感和独立的自我。这两个学科的关注点几乎完全精准地在同一点交汇，这一点也是精神分析的实践和沟通技术媒介运用的汇合之处。

我们已经知道，在一个以技术为媒介的环境下，不同层次在场的体验的整合程度与体验到的在场程度有关（Riva & Waterworth，2003）。然而，当前沟通技术的设计者指出，目前的技术水平在很多方面都达不到这个要求（Donath，2001；Olson & Olson，2000；Ruhleder & Jordan，1999，2001；Sellen，1995；Whittaker，2003a，b）。为什么它这么重要？自我感的发展可能既需要具身的感知觉，又需要和其他人的互动。Maclaren（2008）指出，自我在与他人建立关系的过程中浮现，这是一个长期的过程，而且永远不会完全实现，即便已经到了成年期。她提出，我们不断地就我们的边界进行讨价还价，通过积极地与另一个具身的他人建立关系，我们逐渐认识到独立的自我。人是一种具身性的、有意图的存在，指向他人，他人的意图也指向我们。"[婴儿]对他人目光的追寻展现了内隐的假设，即他人是一个有意图的、能沟通的存在——他人不是不动的东西，而是一个活跃的在和我建立关系的个体（relating-to-me）"（p.86）。

凝视的目光和实实在在的身体，它们背后的意图都是通过他人来识别自我的助力因素。Maclaren提出，身体之间的相互关系是获得自我感的一个条件，并通过一系列母婴研究来证实这一点。在这些研究中，当婴儿面对一个不动的、没有反应的物体时，表现出了固着的、强烈的痛苦；而当婴儿和一个人互动时，却可以自由顺畅地在投入注意力和转移注意力的循环过程中进进出出（Maclaren，2008）。婴儿只有通过知觉到那些识别出他们的人，才能认识自我。这一点让我们回想起温尼科特提出的问题："当婴儿看着母亲的脸的时候，他们看到的是什么？我认为，在通常情况下，他们看到的是他们自己"（1971a，p.112）。母亲和孩子之间镜映过程的互动为自我感提供了一个基础。

福纳吉（Fonagy，2003）在其著述中提到了"做出标识的镜映（marked mirroring）"，它指的是母亲的一种能力，即在反映婴儿的感受的同时，母亲清楚地表明她反映的是婴儿的感受，而不是她自己的感受（p.231）。他把这一点和比昂的容纳联系起来。在治疗过程中发生的事情涉及言语的、非言语的、生理的、有意识的和无意识的各个层面。所有这些都指向一个目标，就是帮助病人了解自己和自己的感受，不管是从外在还是从内在，都能全然感受到在场，从而成为一个完整的自我。像Riva这样的研究在场的学者指出，如果一个人能在一个和外在客体共同的时间和空间框架下采取行动，他就感受到了在场。在场必须有两个可能性：有可能采取行动和有可能成功地付诸行动。自我感和在场感是紧密交织在一起的。

如果治疗双方不可能共同享受同样的时间和空间的框架，会发生什么呢？在屏幕对屏幕的情况下，是不可能和外在客体在一个共同的环境里发生互动的。密歇根州立大学的电信学教授Heeter（2003）说：

> 感知到互动中有作用于对方或者被对方施予动作的可能性（能供性，affordance），增加了在场感……视频让人注意到双方并没有共同的物理环境，这一点有可能在抑制而非增强社交在场感。**视频窗口就是一个不在那里的证据**。（p.14；粗体是本书作者示以强调的部分）

那么，正在思考、撰写或从事以技术为媒介的远程治疗的精神分析师，在如何考虑远程在场和共同在场的问题呢？当病人对分析师的使用只能限于想象而非坐在对面的那个身体时，他们怎么看待病人对分析师的使用呢？Enid Balint说过："简而言之，精神分析的核心是，理解心理内在的过程和状态，以及它们与外在现实的关系，或与外在现实之间的关系缺失"（cited in Parsons，2009）。如果没有这个共同的环境中的外在客体可以与之互动，病人能理解与另外一个人以及与外在现实的关系吗？在进行远程治疗的过程中，发生的究竟是什么呢？

第四部分

为屏幕关系创造空间

第九章

有时它有效……

毋庸置疑的是，有的从业者和病人对远程治疗的体验是正向的。Laura的一个病人地处偏远地区，在当地完全找不到心理治疗师。

> 刚开始的时候，我根本不知道在这样的技术媒介上，移情是否会出现，分析的过程是否会发生。因为之前在非分析的情境下使用过Skype，我对这些媒介的局限性很警觉。尽管有分析师同行安慰我说，即便有这些媒介，移情还是会发生，但这并没有让我放下心来。我之所以愿意尝试一下，只是因为有一个病人很痛苦，又没有其他选择。就是在跟这个被分析者的这段经历之后，当我和面对面的被分析者分开的时候，我会使用Skype继续工作，因为这段经历让我实际操作过这种媒介，因为我了解到会有一个过程逐渐展现出来，并得以保持。

Laura强烈地感受到她提到的这段治疗对病人来说有转化性意义，而且疗效是长期存在的。她告诉我，尽管共同在场的治疗更容易捕捉到非言语的部分，但对于通过技术媒介的情境，建立起分析过程的必要条件——非言语沟通的信号——仍然是可以被接收的。"当分析进行到某个阶段，我们开始做类似的梦的时候，我知道我的潜意识和被分析者的潜意识在进行沟通，这是在我做面对面的分析工作中会出现的情况。"在选择治疗模式的时候，存在一个问题，即什么是需要的、什么是想要的。Laura在谈到这两者的不同时，问我："即使使用计算机的远程治疗有你提到的这些局限性，它仍然可能是有效的吗？"这是一个关键问题，Patrick也有同样的疑问，"如果因为非常紧急的原因需要提供以计算机为媒介的远程治疗，有没有什么办法可以将这个计算机媒介中可能失去的微妙的沟通进行转化或者代替？"有趣的是，他选择了"转化"和"代替"这两个词，这就意味着，他在说这是一个和双方同时在场的治疗有所不同的过程。埃西格补充道："我完全同意这是一个关键问题。我还想提出另一种情况：如果没有［可能进行转化或代替］，而即便这个过程所涉及的，跟面对面所发生的过程有实质性的不同，它仍然可能是有帮助和有效的吗？如果不讨论这个情况，我们就有可能在表述上带有偏见，以便合理化我们当前的执业方式，而非更加深入地了解我们实际上正在做什么。"在这里，重要的是我们有必要去了解，当我们通过技术媒介而治疗另外一个人的时候，究竟发生了什么：什么东西成功地通过了这个屏障？什么被"转化"成了另一个不同的东西？在这个过程中，什么东西被降级了、什么东西被丢掉了？

> "屏幕版的现实总会遗漏点儿什么，但与此同时，屏幕版的现实又会显得那么像现实。我们接受它们，因为它们不可抗拒，因为它们把自己表现得像最先进的工具。我们接受它们，因为我们拥有它们。因为它们易得，所以变得实用。所以，即便我们有理由质疑屏幕现实是不是真实的，我们也受到诱惑，想要把它们当作真的一样去使用。（Turkle，2009，p.17）

我们需要知道被遗漏的究竟是什么，我们需要有能力区分模拟——"屏幕版的现实"——和现实本身。很多观点都提到，我们在使用模拟方式的时候，很有可能没有觉察它们究竟如何影响了我们对亲密的基本体验。

"我对人的体会是人们希望有某种方式的联结，即便发生这种联结的方式可能非常痛苦，它可能令人不满……但是这里有一个隐藏在背后的联结饥渴，并且也是因为我们能有其他的载体可用。"波士顿的分析师Charles如是说。Turkle（2011）在他的著述中描写了人类是怎样生来就需要和他人建立关系的，他描述了一个学生在和一个机器人Kismet互动时，被它迷倒，赞叹道："你太可爱了！"无数的实验证明，人们和通信技术进行社交，就像它们是人一样。一个"有关礼貌的实验"要求参与者对一台计算机进行评价，结果发现参与者在潜意识里努力让自己的批评意见不至于冒犯这台计算机（Blascovich & Bailenson，2011）。进化给人类大脑预设的程序会让我们尽可能充分地利用提供给我们的东西。我们与人联结的驱力让我们即便面对一个并没有心智的无生命的客体，比如对机器人或计算机程序，也会将其感知为有心智的存在，并且赋予它们以人的特点（Mitchell，2009）。

1966年，麻省理工学院的一位计算机科学家Joseph Weizenbaum设计了一款相对简单的、可以与人对话的程序ELIZA。这款程序模仿的是罗杰斯取向的心理治疗师的对话风格。Weizenbaum并不想探究计算机辅助的心理治疗，他感兴趣的是开发一款执行自然语言加工的程序。让他非常震惊的是，参与者开始把ELIZA当作真人进行对话。他们很快就开始向这个模拟对象透露个人信息，并开始对这款程序在保密方面的有限性感到焦虑。向ELIZA灌注了人的特点之后，这些使用者无意识地调整了他们的答案，以便保持住这种错觉。"我万万没有想到。"Weizenbaum说："和一个相对简单的计算机程序如此短暂的接触，会在这么正常的人身上引发这么强大的幻觉性思考过程"（Weizenbaum，1976，p.7）。

一些精神科医生真诚地相信ELIZA能够被开发成一款治疗工具，可以被广泛应用于心理治疗师短缺的精神病院和诊所。Weizenbaum在这个程序上的合作者、精神科医生Kenneth Colby，严肃认真地开发了一个专门用于心理治疗的类似程序。他希望能创造一个程式化的、精准的、认知的计算机治疗程序。他对心理治疗的看法与精神分析性心理治疗是相抵触的。他根据计算机自身的运作开发这款计算机治疗模型，这表明治疗师只是一个信息处理机器。而Weizenbaum觉得，Colby这样做是在根据计算机的局限性来调整他的治疗系统，而不是根据人的需要。"如果一个精神科医生把他自己看成一个遵循规则的信息处理器，而不是一个与人互动的治愈者，那他会怎么看待他的病人……"（Weizenbaum，1976，p.6）

我们已经看到，使用技术媒介的沟通者怎样调整他们的行为来适应屏幕的局限性和缺陷。Weizenbaum观察到ELIZA的使用者如何修正他们的问题来适应程序参数，同样的，Colby怎样调整他的治疗模式以适用于计算机的运作方式。Turkle（2011）把这种想要跟无生命的客体进行互动的意愿称为填补空缺的愿望。有一些与生俱来的东西驱使我们去建立联结、连起间隔、填补空缺。我们竭尽全力维持关系，这是我们拥有的生理上和心理上的生存本能。当我们评估以技术为媒介的远程治疗的有限性时，重要的一点是我们不要自动调整我们的感知觉，以适应这些工具的局限性。

在分析师跟我交谈时，他们常常提到要区分以下情况：一种是与从未亲自谋面的病人进行工作的体验；另一种是当治疗已经在共同的咨询室进行，而远程沟通只是作为这个治疗后来的附加时的感受。他们无一例外地提到，在共同的环境里和病人一起工作的记忆，让他们在进行远程治疗时能继续和病人保持敏感的联结。他们说，"残留的信任和理解"为远程工作过程减少了一些困难，这一点和Rocco的研究发现是一致的。Rocco（1998）发现，如果先前进行了面对面的互动，那么在之后的以计算机为载体的沟通中，信任会增强。外显和内隐的记忆可能帮助了治疗双方弥补关系上的缺口。许多分析师都认同，在一个共同的环境里和病人工作得越久，越容易参照这些外显和内隐的记忆。一位分析师把这种情况称为"内在模板（inner template）"，这与波士顿变化过程研究小组的内隐性关系知识的概念是关联的，这是分析师和病人如何直觉地知道对方脑子里在想什么的一个重要部分。这个关于对方的内隐的体验是植根于身体里的，或者如Schore（2011）所说的那样，是"右脑对右脑"的体验，即便远程沟通限制了沟通的通道，它可能也会残留一段时间。就像Anna说的，"我努力延续那种知道她是真实的而不是虚拟的感觉……你甚至可以说，它是我们在真实环境中一起工作以及在屏幕上一起工作时，作用于我们之间的第四个维度……我们双方都在竭尽全力，充分使用已有的这种认识。"然而，因为在"意图展开的过程"中，有意识的言语和无意识的内隐意图的"完形"既涉及具身性沟通，又涉及反思性的言语沟通，所以对于远程沟通而言，在填补空缺以完成"完形"的意义方面，内隐记忆只能走这么远了（Nahum, 2008）。

　　如果说临床上的直觉是受右脑的原始过程推动的，它让分析师最终得以用语言和病人进行外显的沟通，这种作为有效治疗要素的直觉，是以对感受外界刺激和感受体内刺激的信息进行无意识加工过程为基础的，那么内隐记忆在"填补空白"方面的作用可能就要局限在一段时间里了。"安全的依恋让无法依恋时的不安全感变得可以承受。"Jeremy Holms说："但是，如果没有进一步的强化，安全的心智表征也会褪色。缺席让两颗心靠得更近——但只能持续很短的一阵子，很快就会发展成'眼不见，心不念'的状态"（2010, p.143）。我觉得研究者可以考虑研究并评估一下，当具身性的、关系性的相遇转变为远程会面时，记忆过程究竟会具有什么样的复原力，这将是未来相当有价值的一项研究。

　　因为中国当地缺乏精神分析师和精神分析取向的治疗师，在我培训过和督导过的当地的精神分析取向的治疗师中，绝大多数人也借助技术媒介远程地完成受训所需的个人分析和治疗。尽管他们在工作场所可能有面对面的督导，但在培训项目里的督导是在线进行的。因为对这种模式已经非常熟悉了，所以他们中的很多人会毫不犹豫地借助技术媒介治疗自己的病人。这种情况通常是因为现有的病人搬到外地了或去国外学习了。有时候，他们也接受同行转介的外地病人，因为这些病人在当地找不到心理治疗师。

当他们在连续案例讨论课或个体督导里提及这些案例时，通常都与使用技术媒介的工作议题有关，这种方式引发了特定的挣扎。他们在如何使用自己的反移情和识别细微的沟通信号上遇到了困难，百思不得其解。他们曾经感到与之有联结的病人现在变得很有距离感。他们在治疗过程中陷入僵局，感到无法推进。他们觉得要影响病人更困难了，让病人影响自己也更困难了。但是，他们并没有把这些问题与使用了一个不同的媒介这个事实联系起来。因为对他们中的大多数人来说，他们知道的全部就是这些了，因此他们并没有好奇地思考把一个双方同时在场的咨询搬到技术媒介上远程工作时，治疗过程可能发生哪些不同。他们并没有和病人讨论使用屏幕来做咨询的体验有什么不同，也没有针对病人对屏幕治疗的想象和意义进行解释。我请他们思考：当你跟对方不在一个房间里、看不到整个身体、被屏幕分开时，感觉如何，这对治疗双方又意味着什么？这时，他们有一种看见曙光和如释重负的表情。因为他们本人没有体验过，所以他们无法在意识层面预期所从事的共同在场治疗和远程治疗有什么不同。然而，当我把这种可能性指出来的时候，他们无一不表示积极认同。

有一个学生谈到她的一个病人，这个病人因为上大学去了另外一个城市，在此之后，病人觉得很难对她有一种连续的体验，也很难对她产生联结的感觉。病人说很想念和治疗师同处一室的日子，感觉现在像是生活在"过往的余烬"里。病人用她的手触摸屏幕，每个手指都张得很开，带着强烈的渴望。她向治疗师描述说，治疗师看起来是那么扁平和不真实。她告诉治疗师，有种实实在在的东西不见了，有什么东西丢掉了。这个受训的治疗师跟我说，她不得不学习如何在线上的治疗中跟病人建立一种新的关系。因为这个受训治疗师自己的治疗体验是在线上进行的，她没有接受过面对面治疗的经历，所以她一开始不理解为什么转而进行远程治疗之后，病人会如此失落。

后来，这个治疗师和她的病人发现，这个接受远程治疗的病人完全可以每个月回到原来的城市一次，和治疗师面谈。我和这个治疗师讨论了这对治疗双方的影响，她们的联结感可能会如何通过见面的机会来"刷新"。当治疗师向病人提及这些问题时，她们都强烈地感到如释重负，然后她们就能够开始讨论距离、屏幕以及身体不能同在一处等情况对他们双方都意味着什么。这个受训学员和她的同组同学以前并没有想过这一点。然而，当我提出屏幕关系里有一些和共同在场的关系里不一样的东西时，他们的反应让我仿佛看见了他们的脑子在飞速运转。他们开始意识到自己的体验中的一些东西，并且开始可以用言语去描述它们。

病人所描述的活在"过往的余烬"里的想法让我开始思考获得具身性体验的过程是如何运作的，它又是怎样给远程治疗传递了一些信息的。对对方具身性在场的熟悉程度只是简单地加深了情感上的联结吗？记忆真的会以某种方式真正搞活和强化在场感吗？它能增强我们的想象力，所以我们是在"填补空白"吗？它如何改变了在技术媒介上产生的此时此地的感知？有过阶段性同处一室、有过采取行动的可能性，这对病人测试分析师的存活能力是足够的吗？定期见面是否足以让人感知到在一个共同的环境里的客体的真实性？如果具身的见面可以让两个人之间的联系复苏，那么需要多频繁的见面，需要见多久？这一切对在屏幕上进行的、参与者从未谋面的治疗来说，又会意味着什么？

如果分析师能意识到在屏幕上进行的工作只是一种模拟，它和在同处一室进行的治疗有根本的不同，他们也许反而能体验到某些在场的时刻，而不会落入模拟现实的陷阱。区分在屏幕上跟对方建立关系与同时在场建立关系的不同性质，也许能让分析师对病人进行成功的干预。这一切取决于在头脑中谨记屏幕关系的局限性。病人有不同的需要，也许对病人来说，屏幕治疗虽然有限，但已经足够好了。一个分析师对我说："有的时候，你会走运的。"然而，这种治疗的范式和已经发展了百年的精神分析的治疗框架非常不同。我们使用技术媒介进行的治疗过程，跟传统的咨询室里两个人同时在场的治疗过程是不一样的。当分析师和病人都可以清楚地认识到技术媒介的本质时，他们就有可能在知情的情况下思考，并留意屏幕上进行的工作对分析过程造成的影响。

我们自己在受训中接受的个人分析和后续的督导对我们在咨询室内从事的实际工作影响巨大。如果受训的分析师候选人以一种形态接受分析，而以另一种形态从事临床工作，并且没有基础去比较这两者的不同，那对他们来说意味着什么？然而，就像我写到的，不只是几个机构在提供远程的精神分析取向的心理治疗师培训，目前在美国至少有一个国际精神分析协会的会员机构和美国精神分析协会的会员机构也开始做远程的精神分析师培训，还有更多的分析学会在协商争取做这样的分析培训。远程受训的分析师候选人愿意为参加这些培训大量地投入，投入的不只是钱，因为时差的关系，他们有时甚至要通宵上课。提供远程培训的学会有义务公开透明地和学员讨论这类培训存在的潜在局限性。我并不是说不应该借助技术媒介做远程培训。当一名心理健康专业人士在周边无法获得这类培训时，他们可能有很好的理由，给什么样的学习机会就接受什么。我想说的是，这些分析学会应该审慎地反思，他们的受训者对个人分析的体验是在技术的中介下模拟的治疗，而如果他们接下来想要做的是和病人共同在场的精神分析，这些受训者怎样才能真的做好准备呢？

同样的，接受现场培训的候选人也会被说服，可以通过计算机媒介见他们自己的培训个案的病人。这些年来，要完成分析学会要求的密集的分析工作时数，对候选人来说变得越来越困难。候选人苦于找不到或留不下来接受分析的病人，病人要承诺一周来好几次，并且结束时间还是开放的。在这种情况下，用远程做分析更容易找到作为培训个案的病人，或者病人在国外没有其他治疗的选择，这在一定程度上缓解了这个问题。但是，同样的问题出现了，就是接受培训时的工作模式和双方共同在场的精神分析过程在本质上是不同的。这可远远不像出口或进口某种商品的过程，它可不是那么简单的一件事。

　　一个在这场运动中一直很活跃的分析师分享了他在受训过程中的个人经历。"我受训的学会对于是否允许学员做远程治疗是犹犹豫豫的，我对此很有热情。在我的受训过程中，我已经有两个病人脱落了，我很担心自己完成训练的时间要拖得更长了。我觉得除非能编织一个更大的人脉网络，否则我可能完成不了培训要求。"尽管在那个时候，他受训的学会还不允许他使用技术媒介来远程治疗培训个案的病人，但是他有其他的机会对病人做远程治疗。"当我经历了跟病人用Skype［一起工作］之后，我才明白了我受训的学会为什么在这个事情上犹豫不决。这个过程与在同一个空间里跟病人一起工作完全不同。我彻底地改变了我的想法。"

　　因为精神分析性的培训越来越难以招募学员，以技术为媒介的治疗就有了存在的可能。对从业者来说，病人变得短缺。因为所有渠道的收入来源都在缩水，组织培训的分析学会和从业的分析师都需要"在临床上求生存的办法"（Carlino，2011）。组织培训的分析学会也许因此而决定从海外招募必须远程参加受训的学员。分析师可能因此而决定提供借助技术媒介的远程治疗，并在他们新的网站上把这一选择公开呈现给病人。原本是为了解决生存问题的方法可能会影响对未来愿景的清晰理解。这是下一章要讨论的问题：日益增加的经济压力如何促使我们使用和依赖技术媒介。

第十章

房间里的大象

以技术媒介为基础的心理治疗并不单纯如有些人认为的那样，是技术上出现的可能性与临床需要相遇的结果。简单地说，这是很多接受过良好训练的心理健康专业人士在寻找工作机会。远程心理治疗的经济性不容忽视。

20世纪50至70年代，精神分析的实践和教学经历了最繁荣的时代。随后，在西方世界，精神分析和精神分析取向心理治疗的受欢迎程度急剧衰退。第三方付费的方式，无论来自私营保险公司还是政府的健康医疗补贴，都限制了可以获得的会谈时段数，也只支持更便宜的时间有限的行为治疗和精神病学的药物治疗。付费方所设定的限制强化了病人对"速效药"的预期。很多原本可以从精神分析性治疗中有更大获益的人，也发觉他们迫于时间方面的压力逐渐增加，被技术媒介分散了注意力，并且受到经济方面的挑战。他们现在倾向于短程的治疗，节省一些时间和财务上的投入，他们把这样的方式看作更快的解决方案。

曾何几时，众多出类拔萃的候选人申请参加以精神分析为基础的训练，他们激烈竞争，希望被更好的分析学会录取。而现在的受训者并不想冒险投入这么多的时间和金钱，付出这么多情绪和智力方面的努力，在这样一个未来如此不明确、病人数量逐渐消减的领域接受专业培训。在经历了数年吸引受训者的挣扎之后，伦敦有三家主要培养精神分析和精神分析取向心理治疗的机构，在2013年合并成一家。在美国，由于精神分析持续被边缘化，花费少、时间短、支持性和焦点解决的治疗更受欢迎，那些精神分析学会也感到生存的困难。在组织培训的分析学会中，过去那些资深的分析师可以靠不断涌入新的培训候选人作为病人，现在发觉这个病人的来源也缩减了。在心理学研究生培养项目和精神科住院医培养项目中，精神分析性取向的培训差不多快要消失了，取而代之的是精神药理学和有限时间下的行为治疗，在这些领域里，从业者知道他们的付出会得到回报（Eisold，2005）。

现在，在比较商业化的地方，治疗师也是过剩的，尤其是在大城市。从业者的竞争日益激烈，而病人的转介数量却日趋下降。在美国，很多资深的从业者是有医学背景的，因为美国精神分析协会从前的政策要求精神分析的受训者有医学学位。在完成了漫长的平均16年的训练之后，他们会希望挣到跟美国的医生一样多的钱。新认证的治疗师一度指望从他们的老师和同辈那里得到足够的病人转介，可以开始不错的从业实践，而现在他们不能这样想了，因为资深的同行也面对着日益增加的财务上的不确定性。虽然在诸如纽约这样的大城市中，还是有小范围地区的专业人士处在发展繁荣时期，但是处于不同生涯发展阶段的分析师都提到了降低费用，以及难以挣到跟其他专业群体一样的收入。在美国，已经有这样一种说法，标准的"50分钟一个时段"已经普遍降低到45分钟一个时段，其目的是挤出更多的时段补偿保险报销费用的降低（Kevin，2013）。国际精神分析协会成立了一个专门的委员会，来检视精神分析发生危机的范围和特点，他们描述说，病人和候选人人数都在下滑，在大学和医学训练项目中，精神分析的比重也在下滑，这导致"士气消沉、非常痛苦、疲软状态"（Connolly，2008，p.481）。因此，以技术为媒介的远程心理治疗是在整个事业发展暗淡的情况下开始出现的，而且根据前面所提及的状况，当这样的方法作为对于不景气的精神分析从业状况的表面治愈被如此明显地全面接受和采用时，不加区分地对其临床价值进行辩护，这样的倡导是不真诚的。

我们的专业做出了哪些让步，这里有一些例子。《在线治疗：帮你拓展实践的治疗师指南》（*Online Therapy: A Therapist's Guide to Expanding Your Practice*）一书向读者保证，不用去争论使用互联网治疗的优点和缺陷，而"直接到操作的层面。毕竟，在线治疗已经存在了！"（Derrig-Palumbo & Zeine，2005）。《心理治疗2.0版》（*Psychotherapy 2.0*）这本书是英国心理治疗管理委员会的心理治疗系列丛书（United Kingdom Council for Psychotherapy Series）的一部分，出版社的网页对此是这样描述的：

> ［它］冲开了咨询室的大门，展现出成功吸引新的来访者获取心理帮助的路径，也说明了尽管经历了最初的怀疑，心理治疗师或咨询师在网络上的工作可以与"面对面"工作同样有效。（Weitz，2014）

远程心理健康学会提供在线的"以实证为基础的远程心理健康最佳实操专业训练"，包括法律及伦理的议题、保险报销策略以及远程实操文件指南。他们的网页大力劝说你去"拓展你的实践/大幅削减运营开支/赶上时代潮流"（Maheu，2012）。这个培训给心理学家、护士、咨询师和医生提供继续教育的学分。

有人反对说，仅用以上书籍和网页（仅仅是众多网页精选的一小部分）作为心理治疗和精神分析的参照太泛化了，为了避免这一点，我们在搜索引擎上快速查一下关键词"精神分析"和"Skype"，在前面两页的搜寻结果上，就有五位IPA精神分析师的网页表明，他们都会为潜在的病人提供使用Skype的常规性服务。其中一位的网页说明称，"人们通常没有足够时间，并且有时越来越不愿意在国道上或繁忙的城市街道上开车过来。"《远程精神分析》（*Distance Psychoanalysis*）和《在线精神分析》（*Psychoanalysis Online*）这两本书都基于它们的研究，期盼着未来借助屏幕的治疗相当方便，并且在某些情境下，或许可能更为可取（Carlino，2011；Scharff，2013a）。美国精神分析协会的网页搜索功能已经允许查找哪些分析师可以"通过电话或Skype提供远程分析"。我自己所在的注册机构——英国精神分析管理委员会——已经在它网站的"成员"页面中，号召注册成员通过Skype为来访者提供远程服务。

一位分析师告诉我，"毫无疑问，对Skype的迅速采用主要是被经济利益驱动的。如果你还有空余的时段需要被填满，而病人不想上门，更愿意用Skype，你就会考虑这么做。"一个新认证的分析师说："这是唯一一种能把我的执业时间填满的途径。这大大提高了我获得病人的可能性。因为我在加利福尼亚州执业，如果我要见一个加利福尼亚州之外的病人，我就必须改口称之为'生活教练'。"一位澳大利亚分析师Josh说："技术产品让你挣脱了咨询室。它给了你一种世界范围的授权。"

在支持借助技术媒介的远程治疗的看法中，有一种争议是说共同在场的治疗是一种提供给城市精英的奢侈服务，并不是普通群众能奢望获得的。他们把在线精神分析视为一种更加大众的解决方案。这样一来，目前市场中大范围的心理健康专业从业者供应过剩的问题好像就不成问题了，除了那些要跟同行激烈竞争的人。根据需求扩大服务范围，这个目的确实值得考虑，同时也需要小心考虑我们是如何呈现所提供的服务的。当精神分析师和精神分析取向的治疗师在开辟新天地，向那些还没有建立起精神分析传统的国家提供治疗和培训时，要更加小心考虑这一点。在这些新的领域中，借助技术媒介的远程治疗被描述成等同于共同在场的精神分析了吗？

把远程治疗视为一种途径，可以复苏这个在经济危机之中垂死挣扎的行业，这种想法听上去让人不太舒服。我之所以这样讲，是因为我也是这个行业中的一员，并且使用技术媒介从事远程治疗和督导。争取病人和谋生的困难已经迫使分析师为了维持收支平衡而以不健康的方式超时工作。"你觉得你好像也可以试一试。"一位分析师无奈地耸耸肩并说道："因为在你的同事中肯定会有人这么做的。"这些分析师的态度因此遭到了极大的批评。这个选择并非毫无代价，即便这个代价不是由那些在线工作的精神分析师支付的，而是其他人要付出代价。

那些依靠技术媒介为首选治疗方式的人，他们忽视了这对传统共同在场的精神分析造成的经济上的损害。这种结果带来两个重要的影响。首先是一种代替的影响，在线上的一个会谈时段的收获比在咨询室的一个时段少——还是没有净收益。其次，如果我们所接受的借助技术媒介的远程治疗是试验性的和未经证实有效的，跟共同在场的治疗相比是存在局限的，就可以做这样的类比，你本来想要销售一种优雅的用餐体验，但是有人想吃快餐，你就开了一家麦当劳，因为如果你不去开，别人就开了。

John Grohol是一位临床心理学家，担任《网络心理学、行为与社交网络》（*Cyber-Psychology, Behavior and Social Networking*）杂志的编委会成员，在谈到美国各州针对在线治疗的立法时，他把这种观点推到极致：

> 对这样的在线服务加以限制的立法机构就是搬起石头砸自己的脚。其他州，甚至其他国家，将会变成世界上电子化治疗（e-therapy）的大都会，迎合美国每年数百万人的需求。
>
> 这不是一个预言，这是互联网上一个简单的商业和经济事实。对在线服务具有大量需求的市场是不会停止增长的，它们只是会向前推进。任何一个立法机构或执照管理委员会，如果认为它能通过对执业进行约束而避免经济因素，那么它对经济学和新的全球经济的理解是有限的。或许去尝试就是你的任务，并且要教育他们，为了让他们对本地区做出正确的决定。如果你不做，就没人会去做。（Grohol, 2011）

他强调，他所指的是"电子化治疗"，后来又说明有人用这个名字是为了避免称之为在线心理治疗可能面临的法律问题。

　　但是先等一等：无论是在这里，还是在世界上的其他地方，并没有"数百万美国人"正在等着利用这些假设而来的治疗机会。这些臆想出来的极端观点对我们并没有帮助。相反，这些观点仅仅向所有人（而且包括很多诋毁精神分析的人）表明了从我们专业的某些领域散发出来的绝望和恐慌基调，而这一整个话题所激发的是我们专业领域的绝望和恐慌。

　　对使用技术媒介模拟会谈的工作进行思考，促使我们面对位于我们的舒适区之外的系统。在"临床上求生存"、专业上的地位和身份认同方面，这些议题是联系在一起的。当这些议题在精神分析师的群体中得到讨论时，它们戏剧性地引发了极端的情绪上的反应。

　　这里有另外一些重要因素需要考虑。如果你要使用技术媒介，你需要了解你使用的工具会怎样影响你从事的工作。你无法期待它两者兼得，也就是说，跟我交流过的大部分分析师，对技术媒介上的远程会谈时段都收取了跟共同在场会谈时段相同的费用（我也注意到，确有一些分析师没有这样做，但是并不常见）。如果人们承认，相对于共同在场的会谈，远程治疗是一个具有局限和受到约束的试验性过程（并且我们有责任将这一点告知病人），就应该收取与此相应的费用。一位医学博士跟我说："毕竟，计算机X射线轴向分层造影扫描比核磁共振成像收费低。而且它能提供的信息更少。"

　　治疗师自己很难承认并且告知病人，依靠技术媒介而提供的治疗是具有不确定性的，而且有时无法令人满意。治疗师要么没有察觉，要么不愿意说出来，他们提供的这种治疗模式，跟他们在共同的环境中所提供的治疗是不一样的过程。病人可能会不顾一切地想要得到帮助，这个帮助从别的地方得不到，于是他们无论如何都会采用这种治疗模式。根据我的经验，他们很快就会同意，而且他们对治疗性过程并没有足够的了解，来真正考虑它的意义。那些出于经济的原因而选择借助技术媒介的远程工作的分析师，尤其会抗拒跟潜在的病人讨论其试验性的特点和局限性。而那些为了舒适和方便而选择使用这种治疗模式的病人，是不愿意思考其他选项的。

　　借助技术媒介提供远程训练的精神分析性培训组织，也有责任提醒他们的候选人注意，在屏幕上接受培训分析或治疗，与在共同的环境中这样做之间是有差异的。如果他们不这样告知，就是在隐含地表明自己所提供的培训跟共同在场的培训是一样的（并且他们可能会收取同样的学费）。

　　"你在指责我的行为不符合伦理。"一位分析师愤愤不平地对我说。事实上，我并没有指责。我所做的是恳求大家加以觉察。如果我们使用这种尚未得到证实的方法进行治疗沟通，要知道它既是试验性的，也是不一样的，并不是一种直接的代替品，可以代替咨询室里共处一室的身体。如果我们选择使用技术媒介做心理治疗，就要准确地了解自己的动机是什么，可能得到的结果又是什么。理解屏幕对屏幕的关系特有的特点，能帮助临床工作者做出更好的选择。在病人除了远程方式之外就无法得到任何帮助的情况下，远程可以成为一种选择。在病人因为对亲密过于恐慌而无法跟治疗师共同在场工作的情况下，远程可能是一种暂时的工作方式，为安全地过渡到在咨询室面谈而铺平道路。除非我们对这两种情境的差异加以理解，否则我们无法开始就怎样使用远程治疗以及何时使用远程治疗而做出充分了解情况后的决定。但是，不要让精神分析和精神分析取向的心理治疗中的危机所导致"士气消沉、非常痛苦、疲软状态"支配我们对心理治疗方式的选择。

　　"如果你打不过它们，就加入它们。"Josh如是说。但是它们就是我们。它是我们的专业，而我们是它的一部分；我们对它的将来负有责任。如果我们做出不明就里的决定、冲动的决定或者放弃的决定，我们影响的不仅是自己专业的方向，我们也在影响病人所得到的关照的质量。

第十一章

牙膏和牙膏管

有一种通俗的假设，这个假设认为在"数字原住民"和"数字移民"之间，存在代际之间无法跨越的分水岭。"数字原住民"是指那些伴随着数字技术长大的人，他们对于使用技术产品非常自在；而"数字移民"的大脑和思维模式的发展早在数字技术存在之前。这个代际之间的缺口似乎需要"数字移民"（20世纪80年代之前出生的人）在这个崭新的连通性的新时代，适应技术上急剧发生的进步，不然就要面对在社交和经济上落后的危险。精神分析师是一群年纪偏大的人，他们普遍都会很敏锐地觉察到跟技术进步保持并驾齐驱是有压力的。他们很自然地表现出了好奇，并且希望了解这些海量的变化对病人个人的生活和更广泛的主流文化的影响。如果不这样做，他们就会陷入"回避模拟"的困境，没有能力思考巨大的技术转变在影响文化方面的重要性。

说到这一点，似乎有一种更加不加鉴别的假设，即年轻一代普遍对技术产品的实际使用必须在某种程度上更加积极地纳入精神分析性沟通，成为一种新的形式——一种"要么适应，要么消亡"的态度。有些分析师很自信地写到，当今时代技术媒介下的沟通将要成为"数字原住民"对治疗的选择，他们可以找到的分析师跟自己的空间距离无关紧要了。他们认为，"数字移民"要了解另一个人，跟对另一个人具身的体验是联系在一起的；而同时，"数字原住民"对这个概念的理解很不同。尽管事实上跟那个人所有的联系都要通过媒介，并不是具身的，但是仍然要把它理解为一种相遇、一种了解。他们提出，这些已经习得了新的沟通习惯的人在进行远程治疗上没有太大困难（Carlino，2011）。他们引用数字原住民在亲密关系和商业沟通上习惯使用技术产品的例子说明："技术驱动着他们的选择，而他们的生活风格又驱动着他们对技术的需求，包括这种借助技术媒介做精神分析的需求，以保持深度精神分析性工作中分析性会谈的最佳频率。"他们提出，这里存在一种心智及其对身体的感知觉方面根本性的转化，"……对此，精神分析师现在必须对治疗方式加以适应"（Scharff，2013a，p.65）。

这是对互联网文化的一个特别有意思的态度，尽管这个文化还处在相对早期的发展阶段，而且在很大程度上尚未得到检视——尤其是在关系领域。做出这么笼统的预测，诸如"没有回头路可走，就好像我们无法把挤出来的牙膏再挤进牙膏管里一样，随着数字时代的到来，心理治疗的实践就永远地改变了"（Weitz，2014，p.227）。我们必须问这样一个问题：为什么当技术媒介下的远程治疗仍然处于试验阶段的时候，精神分析师会有这么强烈的要求，让自己的工作方式适应数字原住民被技术驱动的生活风格？很多病人在开始心理治疗时，想要两周一次，甚至一个月一次。从表面上看，是因为这样比较契合他们的生活风格，以及（或者）他们的财务状况。但是，我们知道，当两次会谈中间有很长一段时间间隔时，精神分析性的治疗无法往前推进。有时，人们想要的东西，到头来并不是对他们而言最好的东西。所以，我们要尝试以专业的观点解释为什么更高频率和更有规律的会谈可以推动治疗性进展。当我们察觉到技术领域的圈地运动时，在草率而匆忙地加入之前，我们需要知道且能够确切解释这样做是在为病人提供什么，以及为什么这样做。

在过去的10年间，数字代沟——有些看法认为这样的区分是具有欺骗性的——已经变得没有那么大了。在20年以前，互联网统计学表明，成人平均花费的时间比儿童平均花费的时间多（Carr，2011，p.227）。Sherry Turkle

访谈了那些拼命想得到父母注意的儿童和青少年，他们的父母专注地在手机上浏览各种信息和邮件，无论是在车里、饭桌上、给宝宝喂奶的时候、葬礼上，还是在操场上（Turkle，2011）。疗养院和养老院到处都提供电子媒介设施，供居住者使用，而且他们的确在使用。使用电子技术媒介的年轻人和老年人都顺应了持续的局部注意力的节奏，顺应了快速而即刻地从一条信息跳到下一条信息，顺应了连续不断的连接，因而形成了新的神经连接和新的认知习惯。然而，不知何故，有些跟我交谈过的分析师舍弃了他们自身体验的价值，包括数字时代到来之前和之后的体验，就好像认为那些一出生就被电子技术产品围绕的人会懂得更多，而不是对它的了解有所不同。

把精神分析取向的心理治疗看作时代性错误已经过时了，而且为了保持住相关性和使用性，它们必须"与时俱进"，这种感觉让人不太舒服。Joanna说："我受训于20世纪70年代，对于那些年轻病人带到我办公室讨论的发送信息和邮件、使用Facebook和FaceTime的体验，我觉得我不可能以同样与生俱来的方式去理解。"Lawrence是一位快要退休的分析师，他写了大量的社会文化方面的文章，他告诉我，"我们［数字移民］不得不尊重他们的文化，并且去顺应它，就好像我们去外国访问，要学习他们的语言和习惯一样。我们需要跟上这个时代。"埃西格对这种贬低一代人的敏感性做出以下评论：

> ［我们］所了解（并看重）的有关成为一个完整的人的那些事可能就是关键所在。我们是最后一代参与了两个世界（前数字时代和后数字时代）的人，这赋予了我们这一代人特殊的地位。我们世世代代的敏感性可能恰恰是我们的智慧，我们丢不起。实际上，我认为对世世代代传下来的敏感性要心存敬畏，部分原因是我们是天生就知其然的最后一代。我通过福布斯排行榜认识了一些年轻的记者，他们很敏锐地觉察到屏幕关系的局限性。当我告诉他们，

分析师蜂拥而上地使用屏幕的方式治疗其他地方和其他国家的病人时，他们中有数位以"反感"来回应。数字原住民常常怀念这个古老的国度，这个只有我们这些数字移民会记得的国度。

在渴望深入理解某件事物的特点与不加区分地把它合并到我们的生活中时，这两者之间是有区别的。我们当然不应该回避或者反对技术。同时，我们也不需要让它"驱动我们的选择"。我们需要找出一种方法靠近它，从批判性和深思熟虑的层面，感激它给我们的感知觉和我们的关系带来的差异。

对于数字移民而言，对某个人的了解，这个概念在本质上跟这个人具身的体验有关，这和另一种借助媒介的不具身的了解完全对立。当我们读到这些时，去想一想，这真的是我们想要放弃的事情吗？我们是具身性动物，当这一点不可辨驳并且不可逆的时候，我们想要放弃、我们能够放弃作为人类无法脱离的这种联结吗？我们如何变得通过不具身的方式去了解事物了？这当然会有所不同，而且我们也是作为动物与其他人亲密互动的，这让我们理所当然地明白了其中的差异。

密歇根大学于2010年的一项研究发现，当今大学的在校学生对他人的共情能力有显著的下降。他们专心沉浸在其不具身的、可以控制的连接中，失去了与不可预期的、完整的且当下的人建立联系的能力。越来越多的心理治疗师报告："出现在咨询室的病人……跟他们的身体［是］疏离的，并且对最基本的礼节没有觉察"（Turkle，2011，p.293）。尽管技术对我们建立联系的能力有影响，但是，正是这些数字原住民，就像那些对埃西格说对屏幕治疗"反感"的人，他们可能会开始引发对互联网的对抗性反应。微软研究机构的一位研究者Danah Boyd发现，年轻人更愿意跟朋友们面对面地在一起，而非通过技术媒介联系在一起。但是，孤立隔绝感日益增加，青少年不仅仅被技术拴住了，也被直升机父母（helicopter parents）*拴住了，父母担心他们的安全，在学校里进行的体育运动减少，并且同学们常常住得很远，还有社会性局限（Bilton，2014）。年轻人痛苦地察觉到持续不断的连接所带来的伤害，他们也会感到维持住"永远在线"的状态是有困难的。他们对永远无法收到父母和朋友的全然关注表示沮丧。他们开始注意到他们在互联网上的隐私有可能遭到侵犯，即便是声称加密的应用软件，比如Skype（Carr，2011；Turkle，2011）。

如果我们了解年轻一代以及我们这一代，都由于高度连接而变得越来越隔离，那么作为心理健康从业者，这种模拟形式的关系是我们想要示范的榜样吗？你可能在治疗这样一个人，这个人在关系中由于某个人不能全然存在而造成了伤害，而你不在"这里"的做法对吗？我们将自己提供给病人，邀请病人跟我们发展一个转化性关系，而我们自己不具身，这意味着什么？当这些来找我们求助的病人在生命中可能正是因为这方面而遭受了打击时，期待他们去想象拥有一段真实而具身的关系是什么样子，这样符合情理吗？

Sherry Turkle指出，当人们提议让机器人来接管生活中简单的家务活儿（比如给婴儿喂食或换尿布等）时，提供这样的代替方式来照看人类具有潜在的风险。

> ……让机器人来喂孩子吃青豆，这样，食物将会跟人类的陪伴、说话和放松感失去联系。吃东西这件事就跟情绪方面的养育脱离了。那些由机器人来换尿布的孩子无法感受到自己的身体是得到其他人的疼爱的。（Turkle，2011，p.292）

---

* 像直升机一样在子女身边盘旋的父母，指对子女过度保护和干预的父母。——译者注

如果我们提供一个身处屏幕上的分析师，而非一个具身的分析师，病人会把这种关系跟什么联系起来呢？如果某个病人无论跟咨询室之间的距离远近，都要选择把远程沟通作为治疗的方式，这说明了病人的什么情况呢——而且，如果我们愿意在这种情形下治疗他们，又说明了我们的什么情况？

Turkle 描述了"神圣空间（sacred space）"的概念，把它作为人们为了全然感受到自我，可以把自己保持在模拟情形之外的一个空间。在20世纪80年代，麻省理工学院的建筑师在使用新型的计算机模拟的工具时，继续保留着手绘的体验，这让他们的创造性更个人化，并且让他们从身体的层面跟这个过程更有连接。就连那些最热心计算机辅助设计的支持者也在采用这种方式。今天，一些设计师在他们的桌子上，在设计使用的屏幕前面，放上纸制模型呈现出来的内容，对照纸模查看他们在计算机上的设计，他们觉得这样"更加真实"。一位建筑师解释了手绘和模型怎样"保留了我的身体本能"（Turkle，2009，pp.47-48）。这个建筑师之所以称其"更加真实"，跟她知觉到自己可以在外部世界通过身体而行动有关联。她已然拥有这种知觉，她在这个外部世界的空间中在场，而非只是一种模拟方式。

神圣空间是建筑师选择要保护的创造性概念和身体表达之间的连接，这让人想起温尼科特（Winnicott，1971c）有关潜在空间的"第三领域"的概念。这是内在心理现实和物理环境中的外在世界之间的一个中间领域，是创造性生活的所在。在这个领域里，"我们所做的每一件事情，都强化了我们有活力的这种感觉，我们是我们自己"（Winnicott，1990，p.43）。这个创造性的神圣空间正是我们希望提供给病人而促进他们潜在的心理成长的，它位于病人的内在世界和共同知觉到的外部世界之间。"这个地方特有的特点在于，在这里，游戏和文化的体验拥有自己的位置，它取决于鲜活体验的存在性……它们需要时间和空间"（Winnicott，1971c，pp.108-109）。

那位年轻的麻省理工学院的毕业生明白，在20世纪80年代，当计算机辅助的设计被"试验性"地引进时，它实际上是一种假设，认为这会被纳入他们的工作安排。

> 一位建筑学的学生说，当她询问她的教授，为什么没有人尝试把靠"手工"设计出来的结构跟在屏幕上设计出来的结构"相比较"，她得到的只是对方耸耸肩的不以为然。就像她所说的："大家都只是假设计算机会赢。"自从它被引进，模拟就被当作了未来。（Turkle，2009，p.12）

借助技术媒介的远程治疗也是以同样的方式被用到精神分析性实践中的，伴随着一种不可避免的感觉，以及一种表面上要成为"弗洛伊德以来最伟大的变化"中的先头部队的样子（Weitz，2014）。诸如《心理治疗2.0》这样的书，声称"尽管最初有所怀疑，但是作为心理治疗师或者咨询师在线上工作，可以跟'面对面'工作同样有效"，而实际上，它没有去问共同在场的治疗跟屏幕治疗"相比较"是怎样的（Weitz，2014）。

为了对"精神分析危机"做出反应，分析师不顾一切地寻求重新指引专业道路的方法。分析师由于在专业领域之内和之外更广泛的社会层面都受到指责而感到痛苦，"我们是一群狂热的人，被卷入让自身永存的妄想中"，分析师正在试图对于他们所嵌入的文化和社会政治领域变得更加反应灵敏（Eisold，2003，p.579）。由于害怕被贴上对外界漠不关心和与世隔绝的标签，有一种推动力把思考和实践都推进了21世纪。毕竟，谁想要呈现反对进步和变化、反对灵活地考虑病人需求的形象呢？谁愿意被认定为一个反对自动化的勒德分子，站在僵化和教条主义这一边呢？"我们这些分析师在'奋起直追'。"一位分析师这样对我解释，"计算机上的活动是更广泛的文化范式转换的组成部分之一。"分析师似乎要顺从地（或者热衷）接受必须把远程治疗实践作为更广泛的文化范式转换的一部分。尽管人机关系领域的学者紧急呼吁重新评估技术对于我们最亲密的关系的影响，但是这种奋起直追的态度无视了这些学者的呼吁（Carr，2011；Turkle，2011）。

Sherry Turkle是一位心理学家，是在技术的社会影响方面最富有经验的专家。她从互联网如何延展一个人的身份感出发，深切地关注使用技术媒介的远程沟通让直接的人类连接付出的代价，这一点是十分重要的。她远非一个勒德分子，而是要倡导唤回人类直接的联系，并且要再次评估技术在我们生活中的位置。作为精神分析师和精神分析取向的心理治疗师，我们所担心的是那种可以体会到全面、真实的人类体验的能力。当我们急急忙忙地"奋起直追"而没有反思和觉察的时候，我们牺牲掉了什么，我们走到了什么样的死胡同里了？埃西格评论道：

> 我必须说，我不同意必须广泛使用以屏幕关系为基础的治疗，尤其是将其作为一种常规，等效地代替面对面的治疗。毕竟，在精神分析执业实践的历史上，经常发生的一个情况是，在有了更多的学习理解后，就把在某个时期被认为挺好的想法摒弃了，诸如此类的例子比比皆是：分析师去治疗自己的女儿；从来不将药物和谈话治疗同时进行；用身心原因解释溃疡；把反移情当作问题而非获得的数据；把分析师看作一个中立客观的空白屏幕；认为女性普遍存在阴茎嫉妒。因而，当我们把快速发展的技术添加进来时，我们只是并不知道以计算机为媒介的远程治疗的未来会是怎样的而已。

就像Turkle（2011）所警告的，我们创造出"激动人心和日益强大的技术，然而又让技术削弱了我们自己"（p.295）。我们需要退后一步，估量一下自己的位置，而不是当有些信号表明我们要重新考虑技术对我们的认知和我们最亲密的关系的影响时，还毫不犹豫地投身到快速变动的潮流中。一些已有的观察表明，在我们甚至完全没有意识到的情况下，以及我们现在习以为常的情况下，技术产品怎样降低了人类关系的等级，削弱了它们的复杂性和丰富性。那么，用技术实现的模拟是如何影响精神分析性关系的呢？病人进入这个关系中就是为了找到一个位置安放有真实感觉的自我。除非我们清晰地了解这一点，否则无论是我们自己，还是我们的病人，都无法就怎样以最好的方式共同进行下去而做出充分知情之后的决定。

第十二章

当着某人的面

谈到身体在一起具有的独特价值，而不是众所周知的人类在身体层面互动的可能性，后者跟心理治疗本身没有任何关系，虽然它可能是非常有疗愈性的，那么对于这种"在心理治疗中身体在一起具有的独特价值"，你有什么样的试验性数据证明它呢？在我的心智（mind）里，很抱歉，我使用心智这个术语，但是我认为在精神分析性治疗中，我们会认为真正重要的是两个心智在一起的独特价值。在之前的论坛上，我曾经写过，现在早已不是20世纪了，认为人们实际上还必须在办公室里从身体层面见面的想法已经过时了，只有那些住在拥有大量昂贵的治疗师的大都市中心的人，还保有这种想法。的确，如果人们可以合理地预期有机会见面，我当然毫不反对以办公室为媒介的心理治疗。

在美国心理学协会第39分会——也就是精神分析分会——的在线论坛上，一位精神分析师这样写道。身体共同在场真的过时了吗？我们已经到了这个节点上，如同Fortunati（2005）所言，身体对身体的沟通成了一个越来越短命的原型吗？就像她预测的那样，当我们推进到21世纪的时候，我们正在失去对于共同在场沟通的品质的社会性记忆吗？

正如我们所见到的，两个心智在一起，这只是故事的一半。尤其难以忽视的真相是，我们无法把同等重要的身体排除在外，虽然我一直都好奇，为什么人类会对这个愿望如此坚持不懈。心智不可避免地植根于身体，而所有的情绪性体验是以身体为基础的，在意识觉察之前，它就已经在身体层面产生了（Damagsio，1999）。沟通既是外显的，也是内隐的，并且内隐的领域是高度精细和高度依赖肉体性的。它需要整个身体的一系列非言语的语言参与其中。

"对精神分析而言，外在与内在关系的重要性就如同呼吸"（Parsons，2007，p.1444）。正如温尼科特所言，世界上根本没有婴儿这回事，也没有心智这回事。外在世界和内在世界是联系在一起的，就好像身体和心智是联系在一起的。你无法拥有脱离身体的心智；同样，如果不去跟外部共同的环境进行核对和保持平衡，你也无法长时间拥有一种内在的设置。

在模拟方式中工作充满了困难。我们需要大量的思考过程参与进来，以保持住远程在场的错觉。这种错觉可能会在忽断忽续的状态下保持住，但是你需要努力集中注意力，这会阻碍内在和外在之间移动的、推动我们沉思浮想的那种灵活性。拥有在一起做梦的自由，这需要分析师和病人都有一种安全感。双方都必须拥有一种可以回过头来参照的对方在场的连续性感觉，以便有得到许可的探索范围。忽视这个"视频窗口"，就好像《绿野仙踪》（The Wizard of Oz）中忽视那个在窗帘背后的男人一样。技术上的影响侵入进来的瞬间，错觉也就失去了。很难把这种"等效性"的瞬间连接成一种流动的状态，一部分原因是我们的技术还很不稳定，另一部分是就算真的可以实现，我们也需要注意力高度集中——而这种集中跟沉思浮想是完全相反的。

对通过技术媒介的远程沟通所进行的研究表明，当参与者不让自己知道什么时候技术已经失灵了，以及什么时候等效性停止了，就有危险了。在那种状态中，你是没有一个内在空间可以让精神分析性的理解浮现的。那个地方浅很多，没有可能容得下自然的沉默，没有能力等待病人发现怎样使用分析师。当技术失灵使状况改变又没有被发现时，会带来真正的危险，并且你还不知道危险已经发生了。

在场需要有身体在一起的感觉。我们知道这取决于把他人识别为一个有意图的人，定位在一个共同所在的物理空间里，有潜在的可能跟这个他人互动。这种在场感就像在诸如信息学和虚拟现实领域的研究者明确指出的那样，促成了使用客体的能力，这个客体被知觉为外在的以及共同现实的一部分。这种能力的发展既是婴儿成熟过程的核心，也是病人成熟过程的核心。

在我受训的早年间，我拿着跟一个年轻病人的会谈情况去接受督导。病人带着极大的内心冲突说，她真想顺手抄起一支铅笔，朝我扔过来。我记得我的督导说："当她真能抄起一支铅笔，朝你扔过去，而且恰好没能扔中你的时候，你要知道她正处在好起来的过程中。"你没有办法扔出去一支模拟的铅笔，并且还有击中分析师的危险。把怀疑搁置在一旁而暂时当真的行为把其他一些事情也搁置在一旁了。靠想象是一件神奇的事情，但是当这样练习的时候，你并没有真正测试他人的复原力，并且没有将他人作为一个独立的存在。可这是分析师存活下来的关键。"主体在以一种寻找外部性本身的感觉中创造着客体……这种体验取决于客体活下来的能力"（Winnicott，1969，p.714）。要测试活下来的能力需要身体在一起。这个过程不能只靠两个心智在一起来完成。

Parsons（2014）写过内隐的移情性解释。他参照Ronald Baker（1993，出自他的引用）的一篇文献，提出分析师真正存活下来之所以是治疗性的，是因为这是一个内隐的移情性解释，正如分析师提供了一个安全的环境也是一个内隐的解释，它解释了病人并没有处在原来的那个情绪遭受破坏的环境中。

> 这些内隐的解释无法简单地被言语的解释取代。如果分析师尝试告诉病人自己活下来了，或者把病人的注意力引到设置的安全性和稳定性上，病人仍然需要决定分析师说的话是否可以相信，

它背后的动机是否可以相信。(Parsons，2014，p.175)

Parsons所指的不仅是分析师和病人之间并非使用言语传递的沟通，他也指出病人体验到了分析师活下来的必要性，以及体验到环境是安全的这个事实的必要性。在两个分开的环境中以屏幕对屏幕的形式，这些是不可能实现的。分析师Hannah跟我说的"你撞到南墙了"，就是这种情形。

Parsons把"心智的状态"与"存在的状态"进行了比较，提醒我们传统的精神分析娴熟地使用言语的解释，而忽略了那些并不受外显层面影响的部分。

> 只根据心智的状态去看这件事，是认为心灵的成长仅仅产生于能用语言表达的认识。这阻碍了敞开对新的体验类型进行更大范围的探讨，以及对存储进来新的精神生活做更全面的探讨。(2014，p.125)

对于使用技术媒介的远程治疗，一个首要的让人关切的问题是，共同在场的身体被去除了，这在很大程度上把精神分析性进程限制在了"心智的状态"中，而非"存在的状态"。而正当你可以沉浸在一种"存在的状态"中，你才能够参与跟自己和跟他人沟通的这种精神分析性进程。没有了这种真实的在场感，我们就错过了体验这个内在现实和外在现实中的空间的机会，它也是我们可以用来共同游戏并且创建象征意义的过渡空间。模拟方式或许可以把潜在的象征性带进这种不真实的领域，但是身体对身体的沟通体验具有所有触摸到对方的潜在可能性，所以模拟方式跟身体对身体沟通的体验的权重是不对等的。

跟我们一起工作的病人往往在很长一段时间内都处于一种没有相应的言语来表达的状态。出现在我们咨询室的那种对于言语解释具有良好反应的

"健康神经症"的日子似乎已经过去了。无论如何，神经科学告诉我们，最深入和最完全的沟通需要我们的整个身体和其他人的整个身体参与进来。

请病人为他们自己提供安全的空间，也拿掉了这个可能成为治愈和成长的地方的可能性。Balint（1950）谈过"由分析师为病人创建一个合适的环境氛围"。为病人提供一个安全的空间，此外还要提供一个"足够好"的环境，可以让病人治愈心理上的损伤和培养出心理上的变化，这就类似Turkle（2009，2011）的"神圣空间"的概念。这是一个人们能够感受到最完整自我的地方。这是一个被保护起来的地方，是为了找出共同联合的分析性理解，让分析师和病人在这里都拥有这种自由，可以只是成为他们需要成为的人。外在空间的安全性让内在空间同样的安全性成为可能（Parsons，2014）。Turkle把它描述为一个人们可以把自己保持在模拟世界之外的空间，这一点意味深长。

在媒介上远程地沟通时，双方有时可以走到某种相互体验"存在状态"的程度。有一些时候，潜意识对潜意识的沟通可能会发生，尽管媒介是有局限性的。保持住在场的错觉能够带来更多可以深入理解的时刻，因为渴望联结的愿望如此强烈，而我们在本能上就会把能得到的材料用到极致。在开始使用媒介远程沟通之前就对病人很了解，这种熟悉感可能会提供一种类似跨越两地的桥梁，借助它可以走上一阵子。它可能会使人对沟通变得更加敏感，因为你会识别之前的一些模式。然而，当今的技术发展的状态与我们已经演化成要从身体层面建立关系的事实连在一起，对保持住错觉会有不利的影响。虽然我们需要对这个领域做进一步的研究，但目前关于沟通的信息、科学技术的局限性以及我们在神经层面的连接方式，都指出了这样一个事实：我们需要体验在场来"保持真实"。远程通过媒介的关系降低了关系的等级。它跟共同在场建立的关系不是同一个东西。身体在一起既没有"过时"，也并非不必要。在本章开头的那段据理力争的陈述里，远程治疗似乎就是以"普通老百姓"的名义提供的，这有些不够坦率。

对那些别无选择的人们来说，远程地使用媒介让精神分析的治疗成为可能，当然比什么都没有好，而提供这样的服务时，不应该让人误解这跟共同在场的治疗是同样的东西。我们不能在这种示范过程中向病人证明我们的身体只是附带的无关轻重的东西。我们也不能让他们认为，通向真实的富有活力的存在感和心理成长时，可以就这样沿着电缆一路过去，可以就这样局限在二维空间的屏幕里。在某种程度上，他们值得去体验"首要的安全感(primacy of safety)"(Modell, 1988)，对于很多人来说，这都将是平生第一次体验，如若不然，他们是不会来寻求治疗的。在某种程度上，他们需要测试分析师是否有能力承担病人的爱与恨所带来的影响，而且是亲身在场的，不是被屏幕的屏障保护起来的。这些体验的真实性需要现场，不是仅仅描述出来，不是模拟的。就如Tanya说到的，是亲吻还是踢踹，"在没有一个共同的空间时，所有身体的潜在可能性都被拿走了，但是重要的是要有这种潜在可能性……"。

在Spike Jonze的电影《云端情人》(Her)中，故事的主角西奥多是一个孤独的男性，他的工作是用计算机替客户代笔，撰写"美丽动人的手写信件"。那些客户太忙了，或者不善辞令，无法把他们自己的亲密沟通述诸笔端。西奥多跟他的操作系统坠入爱河，这是一个人工智能软件，具有一位女性的声音，并通过了图灵测试(Turing Test)*。

这个名为萨曼莎的不具身的操作系统在跟这个真人的心智就人的"有限视角"交涉了一番之后，指使另一个真人做性爱替身，代替她与西奥多发生身体的接触。最终，所有人都很惨，因为西奥多无法保持住萨曼莎跟来做身体替身的女性是同一个人的错觉。

这段恋爱注定失败，因为萨曼莎的进化超出了人类的局限。在电影的最

---

* 图灵在1950年提出的一个有关判断机器是否能够思考的著名思想实验，测试某机器是否能表现出与人等价或无法区分的智能。——译者注

后一幕，西奥多坐在一个房顶上，跟具身出现的朋友埃米一起，眺望整个城市。她把手放在他的手里。他把另一只手放在她的手上，看着他们放在一起的手。他用拇指揉搓着她的皮肤。跟他的操作系统萨曼莎，他无法这样做。这部电影讲述了很多事情，但是在最后，这个电影讲述的是有关拥有身体的约束和愉悦，为了学习拥有一段真实的关系，必须先有一段真实的关系。

在研究人类和技术的关系方面远比我有经验的人，为以技术为媒介的远程人类亲密关系所要付出的代价敲响了警钟。那位为美国心理学协会第39分会的在线论坛撰文的分析师提到了"众所周知的人类身体互动的可能性"，其中的每一种可能性都跟心理治疗有关。如果心理治疗并不是一个把人深层的全部人性都释放出来的过程，那么这个心理治疗是什么呢？"没有能具身的话语是不幸的话语"（Alessi，2001，p.537）。精神分析的实践是还原话语的过程，还原那些内在跟自我对话的话语和外在跟他人对话的话语。"在分析性过程中，自我的在场和参与在所有方面的表现都是其身体层面与生俱来的"（Meissner，1998b，p.277）。

我是在美国科罗拉多州的波尔德市写作的，这是一座大学城，而且是美国的一个科技中心，它在异常美丽的自然景观中提供最快的电缆连接。我在见一个从前在英国时见的病人（我认识她已经快20年了），时间是在我这边的中午，她那边的晚上。在这个科幻的非虚构文学般的时刻，以技术为媒介的远程沟通让我们有了再次建立联结的可能性。"我希望我这会儿是在美国。"她说："我好想是在你那个宁静、平和的咨询室的环境中。那是一个安全的地方。回忆拽着我忍不住有这个想法。那里有些事情非常特殊，跟当着另一个人的面有关。你知道的，就是懒懒地躺在那里，不说话……待在某个人身边……当着某个人的面……"

参 考 文 献

Alessi, N. (2001). Disembodiment in cyberspace is not a myth. *CyberPsychology & Behavior*, *4*(4): 537-538.

Allison, S. E., von Wahlde, L., Shockley, T., & Gabbard, G. O. (2006). The development of the self in the era of the internet and role-playing fantasy games. *American Journal of Psychiatry*, *163*(3): 381-385. doi: 10.1176/appi.ajp.163.3.381.

Argentieri, S., & Amati Mehler, J. (2003). Telephone 'analysis': 'hello, who's speaking?' *Insight: International Psychoanalytic Association*, *12*(1): 17-19.

Aron, L. (2009). Day, night, or dawn: Commentary on paper by Steven Stern. *Psychoanalytic Dialogues*, *19*: 656-668.

Aronson, J. (Ed.) (2000). *Use of the Telephone in Psychotherapy*. Northvale, NJ: Jason Aronson.

Aviezer, H., Trope, Y., & Todorov, A. (2012). Body cues, not facial expressions, discriminate between intense positive and negative emotions. *Science*, *338*(6111): 1225-1229. doi:10.1126/science.1224313.

Balint, M. (1950). Changing therapeutical aims and techniques in psychoanalysis. *International Journal of Psychoanalysis*, *31*: 117-124.

Balint, M. (1979). *The Basic Fault*. London: Tavistock.

Barak, A., Hen, L., Boniel-Nissim, M., & Shapira, N. (2008). A comprehensive review and a meta-analysis of the effectiveness of internet-based psychotherapeutic interventions. *Journal of Technology in Human Services*, *26*(2): 109-160.

Barlow, J. P. (1996). Declaration of independence for cyberspace. Accessed 2012 at: http://wac. colostate.edu/rhetnet/barlow/barlow_declaration.html

Baron-Cohen, S. (2011). *The Science of Evil*. New York: Basic Books.

Bass, A. (2003). "E" enactments in psychoanalysis: another medium, another message. *Psychoanalytic Dialogues*, *13*(5): 657-675.

Beebe, B., Knoblauch, S., Rustin, J., & Sorter, D. (Eds.) (2005). *Forms of Intersubjectvity in Infant Research and Adult Treatment*. New York: Other Press.

Bick, E. (1968). The experience of the skin in early object relations. *International Journal of Psychoanalysis, 49*: 484-486.

Bilton, N. (2014). A conversation with Danah Boyd, author of "It's Complicated," about teenagers online. *New York Times*, March 22.

Bion, W. R. (1962). *Learning From Experience*. London: Tavistock.

Bion, W. R. (1967). Notes on memory and desire. *Psychoanalytic Forum, 2*: 279-281.

Bion, W. R. (1970). *Attention and Interpretation*. London: Tavistock.

Blakeslee, S. (2006). Cells that read minds. *New York Times*, October 1, p. C3.

Blascovich, J., & Bailenson, J. (2011). *Infifinite Reality: The Hidden Blueprint of Our Virtual Lives*. New York: William Morrow.

Bos, N., Gergle, D., Olson, J., & Olson, G. M. (2001). Being there versus seeing there: trust via video. *CHI'01 Extended Abstracts on Human Factors in Computing Systems, ACM*, 291-292.

Bos, N., Olson, J., Gergle, D., Olson, G., & Wright, Z. (2002). Effects of four computer-mediated communications channels on trust development. *Proceedings of the SIGCHI Conference on Human Factors in Computing Systems: Changing our World, Changing Ourselves:* 135-140.

Boston Change Process Study Group (2007). The foundational level of psychodynamic meaning: implicit process in relation to conflflict, defense and the dynamic unconscious. *International Journal of Psychoanalysis, 88*: 843-860.

Boston Change Process Study Group (2008). Forms of relational meaning: issues in the relations between the implicit and reflflective-verbal domains. *Psychoanalytic Dialogues, 18*: 125-148.

Boston Change Process Study Group (Ed.) (2010). *Change in Psychotherapy*. New York: W. W. Norton.

Bounds, G. (2010). How handwriting trains the brain. *The Wall Street Journal*, 1 January 2014.

Bradner, E., & Mark, G. (2002). Why distance matters: effects on cooperation, persuasion, and deception. *Proceedings of the 2002 ACM Conference on Computer Supported Cooperative Work*, 226-235.

Brainsky, S. (2003). Adapting to, or idealising technology. *Insight: International Psychoanalytic Association, 12*(1): 22-24.

Brancucci, A., Lucci, G., Mazzatenta, A., & Tommasi, L. (2009). Asymmetries of the human social brain in the visual, auditory and chemical modalities. *Philosophical Transactions of the Royal Society B: Biological Sciences, 364*(1519): 895-914.

Brockman, J. (1999). Philosophy in the flflesh: a talk with George Lakoff. Accessed 2013 at:

http://www.edge.org/3rd_culture/lakoff/lakoff_p1.html

Bucci, W. (1994). The multiple code theory and the psychoanalytic process: A framework for research. *Annual of Psychoanalysis*, *22*: 239-259.

Bucci, W. (1997). Patterns of discourse in "good" and troubled hours: a multiple code interpretation. *Journal of the American Psychoanalytic Association*, *45*(March): 155-187.

Bucci, W. (2000). The need for a "psychoanalytic psychology" in the cognitive science fifield. *Psychoanalytic Psychology*, *17*(2): 203 -224.

Bucci, W. (2002). The referential process, consciousness, and the sense of self. *Psychoanalytic Inquiry*, *22*: 766-793.

Burgoon, J. K., Buller, D. B., & Woodall, G. (1989). *Nonverbal Communication: The Unspoken Dialogue*. New York: Harper and Row.

Buzsáki, G., & Moser, E. I. (2013). Memory, navigation and theta rhythm in the hippocampal-entorhinal system. *Nature Neuroscience*, *16*(2): 130-138.

Cairncross, F. (2001). *The Death of Distance: How the Communications Revolution is Changing Our Lives*. Boston, MA: Harvard Business Review Press.

Campanella Bracken, C., & Skalski, P. D. (Eds.) (2010). *Immersed in Media: Telepresence in Everyday Life*. New York: Routledge.

Carlino, R. (2011). *Distance Psychoanalysis: The Theory and Practice of Using Communication Technology in the Clinic*, J. Nuss (Trans.). London: Karnac.

Carr, N. (2011). *The Shallows: What the Internet Is Doing to Our Brains*. New York: W. W. Norton.

Castonguay, L. G., & Beutler, L. E. (2006). Common and unique principles of therapeutic change. In: L. G. Castonguay, & L. E. Beutler (Eds.), *Principles of Therapeutic Change That Work* (pp. 353-369). New York: Oxford University Press.

Celenza, A. (2005). Vis-à-vis the couch: where is psychoanalysis? *International Journal of Psychoanalysis*, *86*: 1645-1659.

Clark, A. (1998). *Being There: Putting Brain, Body, and the World Together Again*. Cambridge, MA: MIT Press.

Clark, A. (1999a). An embodied cognitive science? *Trends in Cognitive Sciences*, *3*(9): 345-351.

Clark, A. (1999b). Where brain, body, and world collide. *Cognitive Systems Research*, *1*(1): 5-17.

Clark, H. H., & Brennan, S. E. (1991). Grounding in communication. *Pers pectives on Socially Shared Cognition*, *13*: 127-149.

Clayton, N. S., Salwiczek, L. H., & Dickinson, A. (2007). Episodic memory. *Current Biology*,

17(6): 189-191.

Clyman, R. B. (1991). The procedural organization of emotions: a contribution from cognitive science to the psychoanalytic theory of therapeutic action. *Journal of the American Psychoanalytic Association, 39S*: 349-382.

Connolly, A. (2008). Some brief considerations on the relationship between theory and practice. *Journal of analytic Psychology, 53*: 481-499.

Curtis, A. E. (2007). The claustrum: sequestration of cyberspace. *Psychoanalytic Review, 94*(1): 99-139.

Damasio, A. (1999). *The Feeling of What Happens: Body and Emotion in the Making of Consciousness*. London: Vintage.

Damasio, A. (2005). *Descartes' Error*. New York: Penguin.

Damasio, A. (2012). *Self Comes to Mind: Constructing the Conscious Brain*. New York: Vintage.

Database of Abstract of Reviews of Effects (DARE), & Centre for Reviews and Dissemination. (2010). Review of *A Comprehensive Review and a Meta-analysis of the Effectiveness of Internet-based Psychotherapeutic Interventions*.

De Menil, B. (2013). Music collaboration will never happen online in real time. 2014.

Decety, J., & Chaminade, T. (2003). When the self represents the other: A new cognitive neuroscience view on psychological identifification. *Consciousness and Cognition, 12*(4): 577-596.

Derrig-Palumbo, K., & Zeine, F. (2005). *Online Therapy: A Therapist's Guide to Expanding Your Practice*. New York: W. W. Norton.

Donath, J. (2001). Mediated faces. In: M. Beynon, C. Nehaniv, & K. Dautenhahn (Eds.), *Cognitive Technology: Instruments of Mind 4th International Conference, CT 2001 Coventry, UK, August 6-9, Proceedings* (pp. 373-390). Berlin Heidelberg: Springer.

Dorpat, T. L. (2001). Primary process communication. *Psychoanalytic Inquiry, 21*(3): 448-463.

Dreyfus, H. L. (1991). *Being-in-the-World: A Commentary on Heidegger's Being and Time, Division 1*. Cambridge, MA: MIT Press.

Eisold, K. (2003). The profession of psychoanalysis: past failures and future responsibilities. *Contemporary Psychoanalysis, 39*: 557-582.

Eisold, K. (2005). Psychoanalysis and psychotherapy: a long and troubled relationship. *International Journal of Psychoanalysis, 86*: 1175-1195.

Essig, T. (2011). Sloppy (dangerous) journalism at Scientifific American MIND undermines promise of telehealth. 20 May.

Essig, T. (2012a). Actually connect: A reply to Bonnie Litwotz's "only connect". *Off the*

Couch, 2(1): 10-17.

Essig, T. (2012b). Psychoanalysis lost—and found—in our culture of simulation and enhancement. *Psychoanalytic Inquiry 32*(5): 438-453.

Essig, T. (2012c). The addiction concept and technology: diagnosis, metaphor, or something else? A psychodynamic point of view. *Journal of Clinical Psychology: In Session, 68*(11): 1175-1184.

Essig, T. (2015). The gains and losses of 'screen relations:' a clinical approach to simulation entrapment and simulation avoidance in a case of excessive internet pornography use. *Contemporary Psychoanalysis, 51*(3) (in press).

Fishkin, R., & Fishkin, L. (2011). The electronic couch: some observations about Skype treatment. In: S. Akhtar (Ed.), *The Electrified Mind* (pp. 99-111). Lanham, MD: Jason Aronson.

Fishkin, R., Fishkin, L., Leli, U., Katz, B., & Snyder, E. (2011). Psychodynamic treatment, training, and supervision using internet-based technologies. *Journal of the American Academy of Psychoanalysis and Dynamic Psychiatry, 39*(1): 155-168.

Fonagy, P. (2003). Genetics, developmental psychopathology, and psychoanalytic theory: The case for ending our (not so) splendid isolation. *Psychoanalytic Inquiry, 23*: 218-247.

Fonagy, P., & Target, M. (2000). Playing with reality: III. the persistence of dual psychic reality in borderline patients. *International Journal of Psychoanalysis, 81*: 853-873.

Fonagy, P., Target, M., Gergely, G., Allen, J., & Bateman, A. (2003). The developmental roots of borderline personality disorder in early attachment relationships: A theory and some evidence. *Psychoanalytic Inquiry, 23*: 412-459.

Förster, J., Liberman, N., & Kuschel, S. (2008). The effect of global versus local processing styles on assimilation versus contrast in social judgement. *Journal of Personality and Social Psychology, 94*(4): 579-599.

Fortunati, L. (2005). Is body-to-body communication still the prototype? *The Information Society, 21*: 53-61.

Freud, S. (1905e). *Fragment of an Analysis of a Case of Hysteria. S. E., 7*: 7-122. London: Hogarth.

Freud, S. (1912b). The dynamics of the transference. *S. E., 12*: 98-107. London: Hogarth.

Freud, S. (1912e). Recommendations to physicians practising psychoanalysis. *S. E., 12*: 109-120. London: Hogarth.

Freud, S. (1913c). On beginning the treatment (further recommendations on the technique of psycho-analysis I). *S. E., 12*: 121-144. London: Hogarth.

Freud, S. (1914g). Remembering, repeating and working-through (further recommendations on the technique of psycho-analysis II). *S. E.*, *12*: 145-156). London: Hogarth.

Freud, S. (1916-1917). *Introductory Lectures on Psycho-analysis. S. E.*, *16*. London: Hogarth.

Freud, S. (1923a). Two encyclopaedia articles. *S. E.*, *18*: 233-260. London: Hogarth.

Freud, S. (1923b). *The Ego and the Id. S.E.*, *19*: 1-66. London: Hogarth.

Gabbard, G. O., & Westen, D. (2003). Rethinking therapeutic action. *Inter national Journal of Psychoanalysis*, *84*: 823-841.

Gallagher, S. (2005). *How the Body Shapes the Mind*. Oxford: Oxford University Press.

Gallagher, S., & Roy, J. (2011). Philosophy of mind.

Gallese, V. (2006). Intentional attunement: embodied simulation and its role in social cognition. In: M. Mancia (Ed.), *Psychoanalysis and Neuroscience* (pp. 269-298). Milan: Springer.

Gallese, V. (2009). Mirror neurons, embodied simulation, and the neural basis of social identifification. *Psychoanalytic Dialogues*, *19*: 519-536.

Gallese, V., Eagle, M. N., & Migone, P. (2007). Intentional attunement: mirror neurons and the neural underpinnings of interpersonal relations. *Journal of the American Psychoanalytic Association*, *55*(1): 131-176.

Gallese, V., Fadiga, L., Fogassi, L., & Rizzolatti, G. (1996). Action recognition in the premotor cortex. *Brain*, *119*(2): 593-609.

Gergen, K. J. (2002). The challenge of the absent present. In: J. E. Katz & M. Aakhus (Eds.), *Perpetual Contact* (pp. 227-241). Cambridge: Cambridge University Press.

Goldberg, P. (2012). Active perception and the search for sensory symbiosis. *Journal of the American Psychoanalytic Association*, *60*(4): 791-812.

Grohol, J. (2011). Best practices in eTherapy.

Grotstein, J. S. (1978). Inner space: its dimensions and its coordinates. *International Journal of Psychoanalysis*, *59*: 55-61.

Grotstein, J. S. (2005). Projective *trans*identifification: an extension of the concept of projective identifification. *International Journal of Psycho analysis*, *86*: 1051-1069.

Hanly, C., & Scharff, J. S. (2010). Telephone analysis. *International Journal of Psychoanalysis*, *91*: 989-992.

Hannaford, C. (2007). *Smart Moves: Why Learning is Not All in Your Head*. Salt Lake City, UT: Great River Books.

Hanselman, S. (2010). Building an embodied social proxy or crazy webcam remote cart thing.

Healy, M. (2014). Nobel prize honors researchers' discovery of the brain's GPS system. *Los Angeles Times*, October 6.

Heeter, C. (2003). Reflflections on real presence by a virtual person. *Presence: Teleoperators and Virtual Environments*, *12*(4): 335-345.

Heidegger, M. (1966). *Discourse on Thinking*. New York: Harper & Row.

Hildreth, P., Kimble, C., & Wright, P. (1998). Computer mediated communications and communities of practice. *Proceedings of Ethicomp March 98, Erasmus University, The Netherlands*: 275-286.

Hill, D. (2000). Computer-mediated-therapy: possibilities and possible limitations. *Psychologist/psychoanalyst, 19*(4).

Hilty, D., Marks, S., Urness, D., Yellowlees, P., & Nesbitt, T. (2004). Clinical and educational telepsychiatry applications: a review. *Cana dian Journal of Psychiatry, 49*(January): 12-23.

Hirsch, I. (2008). *Coasting in the Countertransference*. New York: Analytic Press.

Hirsh, S., Sellen, A., & Bokropp, N. (2005). Why HP people do and don't use videoconferencing systems.

Hoffman, J. (2011). When your therapist is only a click away. *New York Times*, September 23, p. 1.

Holmes, J. (2010). *Exploring in Security*. London: Routledge.

International Society for Presence Research. (2000). The concept of presence: explication statement.

Isaacs, E. A., & Tang, J. C. (1994). What video can and cannot do for collaboration: a case study. *Multimedia Systems, 2*(2): 63-73.

Grohol, J. (2011). Best practices in eTherapy.

Grotstein, J. S. (1978). Inner space: its dimensions and its coordinates. *International Journal of Psychoanalysis, 59*: 55-61.

Grotstein, J. S. (2005). Projective *trans*identifification: an extension of the concept of projective identifification. *International Journal of Psycho analysis, 86*: 1051-1069.

Hanly, C., & Scharff, J. S. (2010). Telephone analysis. *International Journal of Psychoanalysis, 91*: 989-992.

Hannaford, C. (2007). *Smart Moves: Why Learning is Not All in Your Head*. Salt Lake City, UT: Great River Books.

Hanselman, S. (2010). Building an embodied social proxy or crazy webcam remote cart thing.

Healy, M. (2014). Nobel prize honors researchers' discovery of the brain's GPS system. *Los Angeles Times*, October 6.

Heeter, C. (2003). Refflections on real presence by a virtual person. *Presence: Teleoperators and Virtual Environments, 12*(4): 335-345.

Heidegger, M. (1966). *Discourse on Thinking*. New York: Harper & Row.

Hildreth, P., Kimble, C., & Wright, P. (1998). Computer mediated communications and communities of practice. *Proceedings of Ethicomp March 98, Erasmus University, The*

Netherlands: 275-286.

Hill, D. (2000). Computer-mediated-therapy: possibilities and possible limitations. *Psychologist/psychoanalyst, 19*(4).

Hilty, D., Marks, S., Urness, D., Yellowlees, P., & Nesbitt, T. (2004). Clinical and educational telepsychiatry applications: a review. *Cana dian Journal of Psychiatry, 49*(January): 12-23.

Hirsch, I. (2008). *Coasting in the Countertransference*. New York: Analytic Press.

Hirsh, S., Sellen, A., & Bokropp, N. (2005). Why HP people do and don't use videoconferencing systems.

Hoffman, J. (2011). When your therapist is only a click away. *New York Times*, September 23, p. 1.

Holmes, J. (2010). *Exploring in Security*. London: Routledge.

International Society for Presence Research. (2000). The concept of presence: explication statement.

Isaacs, E. A., & Tang, J. C. (1994). What video can and cannot do for collaboration: a case study. *Multimedia Systems, 2*(2): 63-73.

Iverson, J. M., & Goldin-Meadow, S. (1998). Why people gesture when they speak. *Nature, 396*(6708): 228-228.

Jackson, M. (2008). *Distracted: The Erosion of Attention and the Coming Dark Age*. New York: Prometheus Books.

Jacobs, T. (1994). Nonverbal communications: some reflflections on their role in the psychoanalytic process and the psychoanalytic education. *Journal of the American Psychoanalytic Association, 42*(3): 741-762.

Jacobs, T. (2005). Discussion of *Forms of Intersubjectivity in Infant Research and Adult Treatment*. In: B. Beebe, S. Knoblauch, J. Rustin, & D. Sorter (Eds.), *Forms of Intersubjectivity in Infant Research and Adult Treatment* (pp. 165-189). New York: Other Press.

Jarrett, C. (2013). A calm look at the most hyped concept in neuroscience-mirror neurons.

Kelly, M., & Tabin, J. (2009). Psychoanalysis in China. *Psychologist Psychoanalyst, XXIX*(3): 18-19.

Kevin, R. C. (2013). The 45-minute therapy "hour": a sign of the times? [Letter to the editor.] *New York Times*, October 15, p. A26.

Kirk, D. S., Sellen, A., & Cao, X. (2010). Home video communication: mediating 'closeness'. *Proceedings of the 2010 ACM Conference on Com puter Supported Cooperative Work*, 135-144.

Kliner, J. M., & Lemon, R. N. (2013). What we know currently about mirror neurons. *Current*

Biology, *23*(23): 1057-1062.

Lakoff, G. (1995). Body, brain and communication. In: J. Brook & I. A. Boal (Eds.), *Resisting the Virtual Life: The Culture and Politics of Information* (pp. 115-129). San Francisco, CA: City Lights.

Lakoff, G., & Johnson, M. (2003). *Metaphors We Live By* (2nd edn). Chicago, IL: University of Chicago Press.

Langs, R. (1979). *The Therapeutic Environment*. New York: Jason Aronson.

Lanier, J. (2011). *You Are Not a Gadget: A Manifesto*. New York: Vintage.

Leffert, M. (2003). Analysis and psychotherapy by telephone: twenty years of clinical experience. *Journal of the American Psychoanalytic Association*, *51*(1): 101-130.

Loewald, H. W. (1960). On the therapeutic action of psycho-analysis. *International Journal of Psychoanalysis*, *41*: 16-33.

Lombard, M., & Ditton, T. (1997). At the heart of it all: the concept of presence. *Journal of Computer-Mediated Communication*, *3*(2).

Lyons-Ruth, K. (1998). Implicit relational knowing: its role in development and psychoanalytic treatment. *Infant Mental Health Journal*, *19*(3): 282-289.

Lyons-Ruth, K. (2000). "I sense that you sense that I sense . . .": Sander's recognition process and the specificity of relational moves in the psychotherapeutic setting. *Infant Mental Health Journal*, *21*: 85-98.

Maclaren, K. (2008). Embodied perceptions of others as a condition for selfhood? *Journal of Consciousness Studies*, *15*(8): 63-93.

Maheu, M. (2012). TeleMental Health Institute.

Mantovani, G., & Riva, G. (1999). "Real" presence: how different ontologies generate different criteria for presence, telepresence, and virtual presence. *Presence: Teleoperators and Virtual Environments*, *8*(5): 538-548.

Marziali, C. (2009). Nobler instincts take time.

Masson, J. M. (Ed.) (1985). *The Complete Letters of Sigmund Freud to Wilhelm Fliess, 1887-1904*. Cambridge, MA: Harvard University Press.

Meissner, W. W. (1998a). The self and the body: II. The embodied self-self vs. nonself. *Psychoanalysis and Contemporary Thought*, *21*: 85-111.

Meissner, W. W. (1998b). The self and the body: IV. the body on the couch. *Psychoanalysis and Contemporary Thought*, *21*: 277-300.

Meltzoff, A., & Moore, M. (1977). Imitation of facial amd manual gestures by human neonates. *Science*, *198*(4312): 75-78.

Meltzoff, A. N. (2007). The "like me" framework for recognizing and becoming an intentional agent. *Acta Psychologica, 124*(1): 26-43.

Merleau-Ponty, M. (1962). *The Phenomenology of Perception*, C. Smith (Trans.). London: Routledge & Kegan Paul.

Milner, M. (1969). *The Hands of the Living God: An Account of a Psychoanalytic Treatment.* London: Hogarth Press.

Minagawa-Kawai, Y., Matsuoka, S., Dan, I., Naoi, N., Nakamura, K., & Kojima, S. (2009). Prefrontal activation associated with social attachment: Facial-emotion recognition in mothers and infants. *Cerebral Cortex, 19*(2): 284-292.

Minsky, M. (1980). Telepresence. *Omni*, June: 45-51.

Misra, S., Cheng, L., Genevie, J., & Yuan, M. (2014). The iPhone effect: the quality of in-person social interactions in the presence of mobile devices. *Environment and Behavior*, 1-24.

Mitchell, J. P. (2009). Watching minds interact. In: M. Brockman (Ed.), *What's Next: Dispatches on the Future of Science* (pp. 78-88). New York: Vintage.

Modell, A. H. (1976). "The holding environment" and the therapeutic action of psychoanalysis. *Journal of the American Psychoanalytic Association, 24*: 285-307.

Modell, A. H. (1988). The centrality of the psychoanalytic setting and the changing aims of treatment—a perspective from a theory of object relations. *Psychoanalytic Quarterly, 57*: 577-596.

Moore, B., & Fine, B. (1990). *Psychoanalytic Terms and Concepts.* New York: American Psychoanalytic Association.

Moser, E., & Moser, M. B. (2014). Mapping your every move. *Cerebrum: The Dana Forum on Brain Science, 4*: 1-10.

Nahum, J. P. (2002). Explicating the implicit: the local level and the micro process of change in the analytic situation the Boston Change Process Study Group (BCPSG), listed alphabetically, Nadia Bruschweiler-Stern, Alexandra M. Harrison, Karlen Lyons-Ruth, Alexander C. Morgan, Jeremy P. Nahum, Louis W. Sander, Daniel N. Stern, & Edward Z. Tronick. *International Journal of Psychoanalysis, 83*: 1051-1062.

Nahum, J. P. (2008). Forms of relational meaning: issues in the relations between the implicit and eflflective-verbal domains: Boston Change Process Study Group. *Psychoanalytic Dialogues, 18*: 125-148.

Neumann, D. (2012). Psychoanalysis in cyberspace. *The Candidate, 5*(January): 24-35.

O'Conaill, B., Whittaker, S., & Wilbur, S. (1993). Conversations over video conferences: an evaluation of the spoken aspects of video-mediated communication. *Human-Computer Interaction, 8*(4): 389-428.

Ogden, T. H. (1996). Reconsidering three aspects of psychoanalytic technique. *International Journal of Psychoanalysis*, *77*: 883-899.

Ogden, T. H. (2004). This art of psychoanalysis. *International Journal of Psychoanalysis*, *85*: 857-877.

Olds, D. (2006). Identifification: psychoanalytic and biological perspectives. *Journal of the American Psychoanalytic Association*, *54*: 17-46.

Olson, G., & Olson, J. (2000). Distance matters. *Human-Computer Interaction*, *15*: 139-178.

Olson, J., & Olson, G. M. (2006). Bridging distance: empirical studies of distributed teams. *Human-Computer Interaction in Management Information Systems*, *2*: 27-30.

Osnos, E. (2011). Meet Dr. Freud: Does psychoanalysis have a future in an authoritarian state? *The New Yorker*, 10 January, pp. 54-63.

Pacella, B. (1980). The primal matrix confifiguration. In: R. F. Lax, S. Bach, & J. A. Burland (Eds.), *Rapprochement: The Critical Subphase of Separation-Individuation* (pp. 117-131). New York: Jason Aronson.

Pally, R. (1998). Emotional processing: The mind-body connection. *International Journal of Psychoanalysis*, *79*: 349-362.

Papousek, M. (2007). Communication in early infancy: an arena of intersubjective learning. *Infant Behavior and Development*, *30*: 258-266.

Parsons, M. (2007). Raiding the inarticulate: the internal analytic setting and listening beyond countertransference. *International Journal of Psychoanalysis*, *88*: 1441-1456.

Parsons, M. (2009). An independent theory of clinical technique. *Psychoanalytic Dialogues*, *19*: 221-236.

Parsons, M. (2014). *Living Psychoanalysis*. East Sussex: Routledge.

Prensky, M. (2001). Digital natives, digital immigrants part 1. *On the Horizon*, *9*(5): 1-6.

Richards, A. K. (2001). Talking cure in the 21st century telephone psychoanalysis. *Psychoanalytic Psychology*, *18*(2): 388-391.

Richards, A. K. (2003). Fruitful uses of telephone analysis. *Insight: International Psychoanalytic Association*, *12*(1): 30-32.

Richardson, L. K., Christopher Frueh, B., Grubaugh, A. L., Egede, L., & Elhai, J. D. (2009). Current directions in videoconferencing tele-mental health research. *Clinical Psychology: Science and Practice*, *16*(3): 323-338.

Riva, G. (2006). Being-in-the-world-with: presence meets social and cognitive neuroscience. In: G. Riva, M. T. Anguera, B. K. Wiederhold, & F. Mantovani (Eds.), *From Communication to Presence: Cognition, Emotions and Culture Towards the Ultimate Communicative Experience. Festschrift in Honor of Luigi Anolli* (pp. 47-80). Amsterdam: IOS Press.

Riva, G. (2008). Enacting interactivity: the role of presence. In: F. Morganti, A. Carassa, & G. Riva (Eds.), *Enacting Intersubjectivity: A Cognitive and Social Perspective on the Study of Interactions* (pp. 97-114). Amsterdam: IOS Press.

Riva, G. (2009). Is presence a technology issue? some insights from cognitive sciences *Virtual Reality, 13*, 159-169.

Riva, G., & Waterworth, J. (2003). Presence and the self: a cognitive neuroscience approach. *Presence-Connect, 3*(3).

Riva, G., Anguera, M. T., Wiederhold, B. K., & Mantovani, F. (Eds.). (2006). *From Communication to Presence: Cognition, Emotions and Culture Towards the Ultimate Communicative Experience. Festschrift in Honor of Luigi Anolli*. Amsterdam: IOS Press.

Riva, G., Waterworth, J., & Waterworth, E. (2004). The layers of presence: a bio-cultural approach to nderstanding presence in natural and mediated environments. *CyberPsychology & Behavior, 7*(4): 402-416.

Riva, G., Waterworth, J., Waterworth, E., & Mantovani, G. (2009). From intention to action: the role of presence *New Ideas in Psychology, XXX*: 1-14.

Rizzolatti, G., Fadiga, L., Gallese, V., & Fogassi, L. (1996). Premotor cortex and the recognition of motor actions. *Cognitive Brain Research, 3*(2): 131-141.

Rocco, E. (1998). Trust breaks down in electronic contexts but can be repaired by some initial face-to-face contact. *Proceedings of the SIGCHI Conference on Human Factors in Computing Systems*, 496-502.

Rodriguez de la Sierra, L. (2003). If it helps, why not? *Insight: International Psychoanalytic Association, 12*(1): 20-21.

Rosen, C. (2010). Can you hear me? Can you see me? Conducting a Skype internet analysis in Chinese. *Symposium 2011: Our Practice Today: Treat ment and Transformation*, Mount Sinai Medical Center, New York.

Ruhleder, K., & Jordan, B. (1999). Meaning-making across remote sites: how delays in transmission affect interaction. In: S. Bodker, M. Kyng, & K. Schmidt (Eds.), *Proceedings of the Sixth European Conference on Computer-supported Cooperative Work, 12-16 September 1999* (pp. 411-429). Copenhagen: Kluwer Academic.

Ruhleder, K., & Jordan, B. (2001). Co-constructing non-mutual realities: delay-generated trouble in distributed interaction. *Computer Supported Cooperative Work, 10*(1): 113-138.

Rustin, J. (2013). *Infant Research and Neuroscience at Work in Psychotherapy*. New York: W. W. Norton.

Rutter, D., Stephenson, G., & Dewey, M. (1981). Visual communication and the content and style of conversation. *British Journal of Social Psychology, 20*(1): 41-52.

Rycroft, C. (1956). The nature and function of the analyst's communication to the patient. *International Journal of Psychoanalysis, 37*: 469-472.

Sachs, D. M. (2003). Telephone analysis—sometimes the best choice? *Insight: International Psychoanalytic Association, 12*(1): 28-29.

Sand, S. (2007). Future considerations: interactive identities and the interactive self. *Psychoanalytic Review, 94*(1): 83-97.

Saporta, J. A. (2008). Digitalizing psychoanalysis and psychotherapy? Possibilities and downsides. *American Psychoanalyst, 42*(2): 1-9.

Saul, L. J. (1951). A note on the telephone as a technical aid. *Psychoanalytic Quarterly, 20*: 287-290.

Scharff, J. S. (2010). Telephone analysis. *International Journal of Psychoanalysis, 91*: 981-992.

Scharff, J. S. (2012). Clinical issues in analyses over the telephone and the internet. *International Journal of Psychoanalysis, 93*: 81-95.

Scharff, J. S. (2013a). *Psychoanalysis Online: Mental Health, Teletherapy, and Training.* London: Karnac.

Scharff, J. S. (2013b). Technology-assisted psychoanalysis. *Journal of the American Psychoanalytic Association, 61*(3): 491-509.

Schore, A. N. (2005). A neuropsychoanalytic viewpoint: commentary on paper by Steven H. Knoblauch. *Psychoanalytic Dialogues, 15*(6): 829-854.

Schore, A. N. (2010). The right brain implicit self: a central mechanism of the psychotherapy change process. In: J. Petrucelli (Ed.), *Knowing, Not-Knowing and Sort of Knowing: Psychoanalysis and the Experience of Uncertainty* (pp. 177-202). London: Karnac.

Schore, A. N. (2011). The right brain implicit self lies at the core of psychoanalysis. *Psychoanalytic Dialogues, 21*(1): 75-100.

Sellen, A. J. (1995). Remote conversations: the effects of mediating talk with technology. *Human-Computer Interaction, 10*(4): 401-444.

Shapiro, S. (1996). The embodied analyst in the Victorian consulting room. *Gender and Psychoanalysis, 1*: 297-322.

Sheets-Johnstone, M. (2011). *The Primacy of Movement.* Philadelphia, PA: John Benjamins.

Shellenbarger, S. (2012). Pants required: attending meetings when working from home. *The Wall Street Journal,* May 16.

Silver, C. B. (2003). A survey of clinicians' views about change in psychoanalytic practice and theoretical orientation. *Psychoanalytic Review, 90*: 193-224.

Slade, A. (2013). The place of fear in attachment theory and psychoanalysis. The Fifteenth

John Bowlby Memorial Lecture. In: J. Yellin & O. B. Epstein (Eds.), *Terror Within and Terror Without* (pp. 39-58). London: Karnac.

Sletvold, J. (2014). *The Embodied Analyst*. Hove: Routledge.

Small, G., & Vorgan, G. (2008). *iBrain: Surviving the Technological Alteration of the Modern Mind*. New York: Collins Living.

Smolen, A. G. (2011). The multiple meanings of the electrifified mind. In: S. Akhtar (Ed.), *The Electrifified Mind: Development, Psychopathology, and Treatment in the Era of Cell Phones and the Internet* (pp. 129-140). Lanham, MD: Jason Aronson. Snyder, E. (2009). Psychoanalysis and globalization. *International Psychoanalysis*, (September): 1-17.

Spezio, M. L., Huang, P., Castelli, F., & Adolphs, R. (2007). Amygdala damage impairs eye contact during conversations with real people. *Journal of Neuroscience, 27*: 3994-3997.

Stern, D. N. (1985). *The Interpersonal World of the Infant: A View from Psychoanalysis and Developmental Psychology*. New York: Basic Books.

Stern, D. N., Sander, L. W., Nahum, J. P., Harrison, A. M., Lyons-Ruth, K., Morgan, A. C., Bruschweiler-Stern, N., & Tronick, E. Z. (1998). Noninterpretive mechanisms in psychoanalytic therapy: the "something more" than interpretation. *International Journal of Psychoanalysis, 79*: 903-921.

Stewart, H. (1990). Interpretation and other agents for psychic change. *International Review of Psycho-analysis, 17*: 61-69.

Stone, L. (2009). Beyond simple multi-tasking: continuous partial attention.

Strachey, J. (1934). The nature of the therapeutic action of psychoanalysis. *International Journal of Psychoanalysis, 15*: 127-159.

Suler, J. (2001). Assessing a person's suitability for online therapy: the ISMHO clinical case study group. *CyberPsychology & Behavior, 4*(6): 675-679.

Suler, J. (2004). The online disinhibition effect. *CyberPsychology & Behavior, 7*(3): 321-326.

Suler, J. (2006). The psychology of cyberspace.

Summersett, B. (2013). The latency of dialogue.

Turkle, S. (1995). *Life on the Screen*. New York: Simon & Schuster.

Turkle, S. (2009). *Simulation and its Discontents*. Cambridge, MA: MIT Press.

Turkle, S. (2011). *Alone Together*. New York: Basic Books.

Turkle, S. (2015). *Reclaiming Conversation*. New York: Penguin.

Wallerstein, R. S. (1988). One psychoanalysis or many? *International Journal of Psychonalysis, 69*: 5-21.

Waterworth, J. A., & Waterworth, E. (2003a). The core of presence: presence as perceptual illusion. *Presence-Connect, 3*(3).

Waterworth, J. A., & Waterworth, E. L. (2003b). The meaning of presence. *Presence-Connect 3*.

Weitz, P. (Ed.) (2014). *Psychotherapy 2.0: Where Psychotherapy and Technology Meet*. London: Karnac.

Weizenbaum, J. (1976). *Computer Power and Human Reason*. New York: W. H. Freeman.

Westen, D., & Gabbard, G. (2002a). Developments in cognitive neuroscience: I. conflflict, compromise, and connectionism. *Journal of the American Psychoanalytic Association, 50*: 53-98.

Westen, D., & Gabbard, G. (2002b). Developments in cognitive neuroscience: II. implications for theories of transference. *Journal of the American Psychoanalytic Association, 50*: 99-134.

Whittaker, S. (2003a). Theories and methods in mediated communication. In: A. C. Graesser, M. Gernsbacher, & S. Goldman (Eds.), *Handbook of Discourse Processes* (pp. 243-286). Mahwah, NJ: Lawrence Erlbaum.

Whittaker, S. (2003b). Things to talk about when talking about things. *Human-Computer Interaction, 18*(1-2), 149-170.

Wilson, R. A., & Foglia, L. (2011). Embodied cognition. In: E. N. Zalta (Ed.), *The Stanford Encyclopedia of Philosophy*.

Winnicott, D. W. (1955). Metapsychological and clinical aspects of regression within the psycho-analytical set-up. *International Journal of Psychoanalysis, 36*: 16-26.

Winnicott, D. W. (1958). The capacity to be alone. *International Journal of Psychoanalysis, 39*: 416-420.

Winnicott, D. W. (1965). *The Maturational processes and the Facilitating Environment: Studies in the Theory of Emotional Development*. London: Hogarth Press.

Winnicott, D. W. (1969). The use of an object. *International Journal of Psychoanalysis, 50*: 711-716.

Winnicott, D. W. (1971a). Mirror-role of mother and family in child development. In: *Playing and Reality* (pp. 111-119). London: Tavistock.

Winnicott, D. W. (1971b). Playing: a theoretical statement. In: *Playing and Reality* (pp. 38-53). London: Tavistock.

Winnicott, D. W. (1971c). The place where we live. In: *Playing and Reality* (pp. 104-110). London: Tavistock.

Winnicott, D. W. (1975a). Transitional objects and transitional phenomena. In: *Through Paediatrics to Psycho-analysis* (pp. 229-243). London: Hogarth Press.

Winnicott, D. W. (1975b). The depressive position in normal emotional development. In: *Through Paediatrics to Psycho-analysis* (pp. 262-278). London: Hogarth Press.

Winnicott, D. W. (1989). *Psycho-analytic Explorations*, C. Winnicott, R. Shepherd, & M. Davis (Eds.). Cambridge, MA: Harvard University Press.

Winnicott, D. W. (1990). *Home Is Where We Start From*. New York: W. W. Norton.

Yamin Habib, L. E. (2003). Physical presence-a sine qua non of analysis? *Insight: International Psychoanalytic Association, 12*(1): 25-27.

Zalusky, S. (2003). Dialogue: telephone analysis. *Insight: International Psychoanalytic Association, 12*(1): 13-16.

附　录

出行受限时期的远程会谈指南*

托德·埃西格（Todd Essig）

吉莉恩·艾萨克斯·拉塞尔（Gillian Isaacs Russell）

如果出于公共卫生的考虑和个人安全的原因，除非特别必要，我们必须限制自己的出行，那么通过电话或互联网进行咨询会谈是合乎情理的。但是远程会谈跟我们面对面时的会谈是不一样。同时，它跟我们在平常生活中普通地用电话、Skype或Facetime进行的交流也有所不同。

在无法出行并来到咨询室面谈，而需要合理地采用远程会谈的情况下，我们要如何从远程咨询中最大程度地获益，以下列出了一些指导性原则：

1. 最重要的事情是保护隐私。当我们在我的咨询室见面时，我会尽最大的努力来保护隐私。但是现在要靠你了。请尽一切可能来保证你自己使用的是一个私密的空间，让你的谈话不被其他人听到，或被打断。你可能需要请求你所在空间里的其他人尊重你的隐私，可以请他们到其他房

---

* Adapted from Russell, G. l. & Essig, T. (2019). "Bodies and screen relations: moving treatment from wishful thinking to informed decision-making." In Govrin, A., & Mills, J. (eds.) *Innovations in Psychoanalysis: Originality, Development, Progress*. Routledge, London.

间收看一些娱乐节目，或者使用耳机听一些东西。你或许也要使用一个"白噪音播放器"，无论是手机上的播放软件，还是如同咨询室里使用的那种单独的播放机。

2. 尽量让自己舒适，但也不要太松弛。如果可以，就坐在一把不错的舒服的椅子上。如果你有一个专门用来工作的空间，利用这个空间是最好的。要避免躺在床上或看电视的沙发上，也不要坐在地板上，或者走来走去。尝试尽你的可能把自己安排在一个类似咨询会谈的位置上。如果你正在接受精神分析，是会用到躺椅的治疗方式，那么可以在简单的背景前（最好不是窗户前）放置一张躺椅。你需要把远程的设备放置在附近的桌子或椅子上，大致根据你的分析师在咨询室里跟你会谈时会坐着的位置放置。

3. 请在你的座位旁放一盒纸巾备用。需要的话可以给自己准备一杯水。但要避免把零食和其他食物放在边上，即便这个位置可能离厨房很近。在会谈之前或者会谈结束之后再享用这些东西。

4. 请确保你的着装就好像你要来咨询室见咨询师那样。即便我们的会谈只用音频，我可能根本看不到你；或者使用视频，但我看不到你衣着的全貌；可是事实上，你是知道自己穿了什么的。

5. 咨询时，除了咨询所使用的设备，请将其他电子设备都关闭或调整到免打扰模式，包括智能手表、笔记本电脑以及其他电话。如果你使用智能手机或计算机做咨询，除了咨询即将使用的程序，尽最大可能退出所有其他程序；可能的话，关闭其他程序的提示功能。最好让你的手不被占用，可以使用耳机。如果我们在咨询时只使用音频，请确保手机屏幕朝下放置。如果只使用计算机的音频，请将计算机显示屏关闭或完全调成黑屏等。

6. 在咨询开始之前和结束之后，都给自己额外留出15分钟的时间走一走，或者到外面去，哪怕出去在小区附近稍微转一转（如果你觉得这么做很舒服的话）；或者，如果需要待在屋里，就在自己的这个地方走一走。如果根本没有办法走一走，简单做一些身体的拉伸动作也可以。刚开完另一个远程会议，或者刚打完电话，或者刚结束其他需要集中注意力的活动（不管是工作方面还是娱乐方面），就立即开始做咨询，这种做法不太合适。你需要一些时间为我们即将开始的工作做准备。同样，在咨询结束后，用15分钟做同样的事，之后再从事下一项活动，这会留出一段时间让咨询产生一些共鸣反应，而不是迅速跳到你要做的下一件事情中。

7. 咨询地点很重要。请尽你最大的努力，保证在这段时间内能在同一个地方进行咨询，虽然不一定每一次都做得到。进行面对面会谈时，我们当然是在同一个地方的。而现在，我们不在同一个地方。如果你对我在哪里感到好奇，尽可以提出来。同样，我也会这么做，以便我可以想象你所在的地方。

我们承认，这些指导性原则让远程会谈变得没有那么方便了，但是这些额外的努力会给远程工作带来更多的获益，值得你去尝试。而且，要记得，我们会一起度过这段时间的。